BODYWEIGHT
STRENGTH TRAINING
ANATOMY

2014

BODYWEIGHT
STRENGTH TRAINING ANATOMY [보디웨이트 트레이닝 아나토미]

2014년 6월 20일 초판 1쇄 발행
2022년 2월 28일 초판 4쇄 발생

저자 / 브레트 콘트레이레즈
역자 / 정태석·홍정기·오재근·권만근
발행자 / 박홍주
발행처 / 도서출판 푸른솔
편집부 / 715-2493
영업부 / 704-2571
팩스 / 3273-4649
디자인 / 이산
주소 / 서울시 마포구 도화동 251-1 근신빌딩 별관 302
등록번호 / 제 1-825

값 / 22,000원

ISBN 978-89-93596-48-9 (93510)

BODYWEIGHT
STRENGTH TRAINING
ANATOMY

[보디웨이트 트레이닝 아나토미]

신체 기능학적으로 배우는 보디웨이트 트레이닝

브레트 콘트레이레즈 지음
정태석 · 홍정기 · 오재근 · 권만근 옮김

푸른솔

CONTENTS

이 책을 읽어보기로 하였다면, 여러분은 보디웨이트 트레이닝을 통해 근력과 체력을 기르는 방법에 관심이 있으리라 생각한다. 그렇다면 잘한 일이다! 이 책이 바로 그러한 방법을 알려준다.

나는 지난 20년 동안 근력 훈련을 며칠 이상 거른 적이 없다. 훌륭한 장비를 갖춘 헬스클럽과 연습장 등 수많은 곳에서 훈련을 했지만, 많은 경우에 내 집 혹은 호텔 룸에서 하던 방식으로 운동을 해야 했다. 내가 15살에 처음으로 웨이트로 훈련하기 시작했을 때, 나는 무엇을 하고 있는지 몰랐다. 많은 운동이 어색하고 불편하며 맞지 않았던 기억이 난다. 사실 나는 대부분의 다관절 운동을 피했는데, 다관절 운동이 구분훈련(isolation) 운동에서처럼 통한다는 생각이 들지 않았기 때문이다. 돌이켜보면, 나는 중심부 안정성, 한다리 안정성 및 운동 제어 수준이 아주 형편없는 깡마른 약골이었다. 계획과 목표 없이 그저 어슬렁거리면서 되는 대로 이런저런 운동을 했다.

애초에 나는 푸시업도 할 수 없었으므로 굳이 시도하지도 않았다. 사실 친업, 딥 혹은 거꾸로 로우도 할 수 없었다. 만약 보디웨이트 풀 스쿼트를 시도하였다면 등이 굽고 무릎이 안으로 휘었을 것이라는 의심이 드는데, 내 둔근은 믿기지 않을 정도로 약하였고 나는 적절한 운동 자세를 몰랐기 때문이다. 내가 보디웨이트 친업 및 딥을 할 수 있기까지는 5년이란 세월이 걸렸다.

나는 지난 20년에 걸쳐 체력 관리와 관련있는 인체에 대해 가능한 한 많은 지식을 얻으려고 노력했다. 만약 내가 지금 알고 있는 지식을 당시에 알았다면, 적절한 운동 진행 체계 및 프로그램의 기본을 지켜 훈련성과를 수년은 앞당길 수 있었을 것이다. 내가 자세, 운동 진행과 프로그램 구성을 충분히 이해하고 있었다면, 훈련 첫해에 친업과 딥을 할 수 있었으리란 짐작이 든다. 타임머신을 타고 돌아가 젊고 혼란스런(하지만 당찬) 나를 도와주고 싶다. 현재의 내가 과거의 나에게 멘토가 되어 비결을 가르쳐줄 수 있었으리라.

다시 20년 후로 돌아가 보면, 나는 몸 상태가 대단히 좋고, 관절 건강이 아주 양호하며, 근력이 매우 높은 수준이고, 근육 제어가 뛰어나다. 이제는 그저 내 자신의 체중과 간단한 가구를 이용해 놀라운 운동을 해낼 수 있다. 나는 소파에 등을 기대어 둔근을 단련시킨다. 또한 탁자나 의자 위에 몸을 걸쳐 등과 다리를 단련시킨다. 그리고 내게 필요한 것은 가슴, 어깨, 다리와 중심부를 단련시키기 위한 지면뿐이다.

나는 근력 훈련을 받는 모든 사람은 프리 웨이트와 기타 훈련 체계로 넘어가기 전에 저항의 한 형태로서 자신의 체중을 터득해야 한다고 생각한다. 보디웨이트 운동은 미래의 훈련 성공에 토대가 된다. 그리고 운동을 올바로 수행하려면 가동성, 안정성과 운동 제어가 정확히 결합되어야 한다. 근력이 점점 향상됨에 따라 보디웨이트 트레이닝을 통해 꾸준히 근육을 단련시키고 운동능력을 향상시킬 수 있다. 그러나 운동에 대해 배워야 하고 운동에 도움이 되는 지침을 알아야 한다.

『보디웨이트 트레이닝 아나토미』는 다음과 같은 분들을 위해 쓰여 졌다.

- 보디웨이트 트레이닝의 기초지식을 배워야 하는 초보자. 누구나 푸시업과 스쿼트는 아나, 모두가 엉덩이 밀기, RKC 플랭크와 거꾸로 로우를 아는 것은 아니다. 이들 운동은 근력 훈련을 애호하는 사람들의 모든 루틴(routine)에서 기본이 되어야 한다.

- 멋진 체형을 만들고 싶지만 헬스클럽에 가기를 꺼려하는 사람들. 여러분이 이 경우에 해당한다면, 어디서든 항상 놀라운 운동을 해낼 수 있으리라 확신해도 된다.
- 운동으로 체력을 관리하지만 여행을 많이 하는 사람들. 물론 값비싼 근력 훈련 장비를 이용할 수 있다면 좋겠으나, 빈번히 여행을 할 경우에는 이것이 항상 실현 가능한 선택은 아니다.
- 모든 근력 훈련 애호가들. 여러분이 주말에만 운동하는 사람, 운동선수, 역도선수, 코치, 트레이너, 혹은 치료사이든 상관없이, 체력을 필요로 하는 직업을 가졌다면 보디웨이트 트레이닝을 이해해야 한다. 근력 훈련을 애호하는 사람들은 기능적 근력의 향상, 근육 만들기, 살빼기, 또는 자세 향상과 같이 체력 면에서 특정한 목표를 가지고 있을 것이며, 보디웨이트 트레이닝은 이러한 사람들이 그러한 목표를 성취하도록 도울 것이다.

이 책의 체제를 설명하면 다음과 같다. 제1장에서는 보디웨이트 트레이닝을 소개한다. 제2장에서 제9장까지는 기능해부학과 스포츠 및 미적인 관점에서 기능해부학의 역할을 논의하고 팔, 목과 어깨, 가슴, 중심부, 등, 넓적다리, 둔부 및 종아리의 근육군들을 위한 최고의 보디웨이트 운동을 소개한다. 제10장에서는 전신 운동을 살펴보고 그 목적을 설명한다. 마지막으로 가장 중요한 장인 제11장에서는 프로그램 구성의 기초지식을 알려주고 여러분이 따라야 할 몇몇 본보기 운동을 예로 제시한다.

『보디웨이트 트레이닝 아나토미』에는 약 150가지의 운동에 대한 그림과 설명, 지침이 실려 있다. 근력이 향상되면서 여러분은 보다 쉬운 응용운동에서 더 어려운 응용운동으로 진행할 것이므로, 나는 다음과 같이 응용운동의 등급을 평가하여 각 운동의 난이도를 확인할 수 있도록 했다.

Beginner
초급

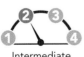
Intermediate
중급

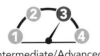
Intermediate/Advanced
중상급

Advanced
상급

『보디웨이트 트레이닝 아나토미』에서 독특한 점은 상세한 그림이 실려 있어 각각의 운동에서 강조되는 근육군과 근육 부위를 확인하도록 돕는다는 것이다. 연구에 따르면 근육의 특정 부위를 표적으로 하는 것이 가능하나, 훈련을 하면서 그 부위에 집중하기 위해서는 근육을 반드시 알아야 한다. 이 책에는 각각의 운동에서 작용하는 주동근육과 이차근육이 운동에 실려 있는 해부 도해 내에 색깔로 구분하여 표시되어 있어, 마인드-머슬 커넥션(mind-muscle connection: 두뇌에서 내린 명령이 근육에 그대로 전달되는 과정)을 터득하도록 돕는다.

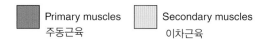

『보디웨이트 트레이닝 아나토미』를 읽은 후 독자들은 체내 근육군들을 충분히 이해하고 각각의 동작 패턴 및 근육을 훈련시키는 많은 운동을 알게 된다. 또한 향후 근력 향상에 중요한 보디웨이트 운동들을 적절히 수행하는 방법을 알게 된다. 여러분은 어디서 시작하고 어떻게 진행하는지를 이해함으로써 적절한 유연성 및 근력을 꾸준히 기를 수 있을 것이다. 또한 기본적인 동작에서 중심부 안정성과 둔근 근력이 하는 중요한 역할을 알게 되며, 자신의 특성과 선호도에 따라 효과적인 프로그램을 구성하는 방법을 이해하게 된다. 마지막으로, 가장 편리한 형태의 근력 훈련인 보디웨이트 트레이닝에 대한 인식이 극적으로 증진될 것이다.

감사의 글

나를 휴먼 키네틱스 출판사에 추천해주었고 책을 출간하는 과정에서 꼭 필요한 전문 지식도 제공해준 나의 좋은 친구 브래드 션펠드에게 고마움을 표한다. 또한 언제나 나를 든든하게 지지해주는 내 가족에게 감사한다.

CHAPTER 1
보디웨이트 트레이닝

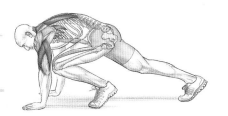

THE BODYWEIGHT CHALLENGE

자신의 체중을 이용하는 훈련에 관해서는 수많은 책이 나와 있다. 보디웨이트 트레이닝에 흔한 운동들이 대부분의 책에 망라되어 있다. 그러나 이렇게 운동들을 많이 모아놓는 것은 시작에 불과하다. 다양한 요인이 운동성과에 영향을 미친다. 최고의 응용운동들을 수행하고 균형 잡힌 루틴(routine)을 따르는 것이 중요하다.

나는 20년 동안 저항 훈련(resistance training)을 해왔지만, 체력 관리란 분야를 심층적으로 연구하는 데 지난 10년을 보냈다. 나는 세계 최고의 코치, 생체역학자, 물리치료사와 연구자들로부터 가르침을 받았다. 그래서 경험으로 말하건대, 훈련을 충분히 오래 해보면 여러분은 그저 프로그램을 대충 훑어보고도 당장 그 프로그램이 효율적인지 그리고 최적의 결과를 가져올지를 알 수 있다.

프로그램의 구성에 관한 한, 나는 누구보다도 근력 훈련 코치들을 신뢰한다. 그들은 자기 운동선수의 근력과 파워, 컨디셔닝을 최적화해야 할 뿐만 아니라 관절 건강과 장수란 중요한 문제도 고려해야 한다. 그러하므로 그들의 일은 기능장애적인 적응(dysfunctional adaptation)을 방지하면서 진전을 보장할 견실한 프로그램을 구성하는 것이다.

밀기와 당기기

보디웨이트 트레이닝은 당기기에 비해 밀기에 상당히 치우쳐 있다는 점을 이해하는 것이 중요하다. 중력의 경이로움 때문에 밀기 운동을 해내려면 몸을 지면으로 내려앉힌 다음 밀어 올리기만 하면 된다. 스쿼트, 런지, 푸시업과 물구나무 푸시업을 생각해보라. 이들은 아주 좋은 밀기 운동으로 반드시 수행해야 한다. 그러나 당기기 운동은 어떤가? 당신은 지면을 잡고 조금도 자신을 당길 수 없다.

보디웨이트 당기기 운동을 하려면 풀업 바, 현가장치(suspension system), 혹은 이들 장비를 이용할 수 없다면 견고한 가구를 사용해야 한다. 당신은 가구를 이용해 몸을 움직여 당기는 근육을 강화할 수 있는데, 이러한 근육은 몸이 구조적 균형을 이루게 하고 밀기 운동에 의해 가해진 자세 적응(postural adaptation)에 대응한다.

친업 바와 현가장치

풀업 및 로우 응용운동을 탄탄하고 견고한 문, 서까래 혹은 탁자 대신 실제로 친업 바와 현가장치로 하는 것이 보다 편할지도 모른다. 자기 나름의 친업 바 또는 거꾸로 로우 기구를 만들거나 구입하는 방안을 고려한다. 요즈음엔 아이언짐 또는 TRX와 같이 많은 모델이 나와 있으며, 이러한 장비는 문틀 위에 그저 설치하면 된다. 그러면 보다 자연스런 동작으로 서로 다른 그립을 사용해 운동할 수 있다.

내가 보아온 거의 모든 홈(at-home) 보디웨이트 프로그램은 사실 밀기 운동에 치우쳐 있다. 이러한 밀기 운동은 매우 효과적이지만, 프로그램들은 당기기 운동에 대해서도 운동의 수, 세트와 반복은 물론 운동의 순서에 동일한 관심을 기울여야 한다. 그렇지 않으면 구조적 불균형이 초래된다. 대퇴사두근의 우세와 무릎 통증, 앞으로 밀린 어깨와 어깨 통증, 그리고 골반의 전방 경사와 하부 척추 통증은 형편없이 구성된 프로그램을 따른 후 경험할 수 있는 부정적인 효과의 일부에 불과하다.

내가 이 책을 쓰기로 마음먹은 이유는 2가지이다. 첫째, 적절한 운동 선택과 균형 잡힌 프로그램 구성에 역점을 둔 고급 보디웨이트 트레이닝 서적이 절실히 필요한 실정이었다. 둘째, 나는 보디웨이트 트레이닝에 대해 열정적이다. 그 누구도 나만큼 신체의 뒤쪽 근육을 위한 보디웨이트 운동들에 많은 관심을 기울였다고 생각하지 않는다. 앞서 지적하였듯이 신체의 앞쪽 근육을 보디웨이트 트레이닝으로 단련시키기는 쉬운데, 이들 근육은 미는 근육이기 때문이다. 그러나 탄탄하고 근력이 좋은 사람은 신체의 뒤쪽 근육도 강해야 하며, 이들 근육을 단련시키는 보디웨이트 당기기 운동은 그리 쉽지 않다. 그러한 운동은 창의성을 요한다.

보디웨이트 트레이닝의 장점

많은 사람이 자신의 집에서 편리하게 효율적으로 훈련할 수 있다는 점을 정말 좋아한다. 근력 훈련을 애호하는 대부분의 사람은 헬스클럽 회원권을 보유하고 머신과 프리웨이트에 상당히 의존하여 자신의 근육을 단련시키고 있다. 나는 모든 유형의 저항을 사용하도록 강력히 지지하는 사람이지만, 보디웨이트 트레이닝은 의심할 여지없이 가장 편리한 유형의 저항을 이용한다. 필요한 것은 자신의 신체뿐이며, 결코 장비나 시설, 그리고 운동 보조자를 필요로 하지 않는다. 다시 말해 신체를 바벨처럼 이용하는 법을 배우면 항상 훌륭한 운동을 해낼 수 있다. 여러분은 점진적인 보디웨이트 트레이닝을 통해 근력, 파워, 균형과 지구력 면에서 상당한 기능적 체력을 얻을 수 있다. 최근 연구에 따르면 스트레칭 루틴(stretching routine)보다는 저항 훈련(resistance training)을 통해 유연성을 동일하게 또는 한층 더 많이 향상시킬 수 있다고 한다.

나는 모든 종목의 운동선수들이 훈련하는 모습을 지켜보는 것을 좋아한다. 근력 훈련 코치로서 나는 수천 명의 운동선수가 웨이트를 들어 올리는 것을 지켜봤다. 그 중에서도 뛰어난 근육 제어란 면에서 두 종목의 운동선수들이 항상 내 눈에 띄었는데, 체조선수와 보디빌더였다. 경외심을 가지고 나는 체조선수가 링이나 안마에서 기구를 이용해 자신의 몸을 정밀하게 놀리는 모습을 지켜본다. 또한 보디빌더가 온통 집중해 저항에 맞서 자신의 근육을 수축시키는 모습을 지켜본다. 체중을 이용해 훈련할 때에는 이러한 운동선수로부터 배우고 마인드-머슬 커넥션(mind-muscle connection)을 터득하도록 한다. 그러면 어디를 가든 놀라운 운동을 해낼 수 있을 것이다.

이 책에서 나는 독자들에게 최고의 보디웨이트 운동들을 가르쳐주고 이들 운동을 체력 관리 목표에 맞게 응집력 있는 프로그램으로 통합하는 가장 효과적인 방법을 알려줄 것이다. 여러분은 가장 간단한 응용운동에서 가장 복잡하고 등급이 높은 보디웨이트 운동으로 진행하는 방법을 배울 것이다. 또한 복근과 둔근을 사용하여 몸통을 고정시키고 견고한 지지 기둥을 만들면서 사지를 움직이는 법을 배울 것이다. 날씬하고 유연하며 탄탄해질 것이다. 푸시업과 풀업에 겁먹지 않을 것이다. 여러분의 둔근은 이전과는 확연히 다르게 기능할 것이다. 그리고 프로그램으로부터 얻은 자신감은 삶의 모든 측면에서 빛을 발할 것이다.

여러분은 호텔 룸에서 편리하게 효과적인 운동을 수행할 수 있기 때문에, 휴가를 갈 때 수준 이하의 훈련 세션을 갖게 되리라 걱정하지 않아도 된다. 바벨, 덤벨 혹은 탄력 저항 밴드가 필요하지 않다는 점을 깨달을 것이다. 보디웨이트 트레이닝의 생체역학에 관한 지식을 충분히 얻어 힘든 저항 훈련을 수행하는 경우와 맞먹는 힘을 근육에서 생성하는 법을 배울 수 있다.

더욱 좋은 점은 운동의 질을 저하시키지 않으면서 헬스클럽 회원권의 구입에 쓸 비용을 절약할 수 있다는 것이다. 이렇게 절약한 돈을 건강에 좋은 식품의 선택에 쓴다면 훈련으로부터 한층 더 나은 결과를 얻을 수 있다. 이 모두가 자기 집의 편리함 속에서 이루어진다!

안전 제일!

나는 일반 가구를 이용해 많은 운동을 수행하는 방법을 가르쳐줄 것이지만, 의자가 밀리거나 문짝이 떨어져 부상을 당하지 않기를 바란다. 친업 바와 웨이트 벤치 같은 일반 체력 관리 장비도 사용 가능한 대안임을 기억한다. 가구를 이용하기로 한다면, 훈련할 때 이용하는 모든 가구는 견고하고 안정적이며 튼튼해야 한다는 점을 명심해야 한다. 가구를 벽에 기대거나 견고한 깔개 위에 놓으면 밀리지 않을 것이다. 열린 문 밑에 책을 고이면 한층 더 견고하게 지지가 될 것이다. 미끄러지거나 넘어질 위험이 있다면, 운동을 카펫이나 잔디와 같은 부드러운 표면 위에서 한다. 운동을 본격적으로 시작하기 전에 한두 번 반복해 설비의 안전성을 시험해본다. 특정 설비가 균형이 맞지 않거나 불안정해 보인다면, 다른 운동으로 바꾸거나 더 안전한 대체 설비를 모색해본다.

나는 최근에 오직 보디웨이트 운동을 하는 것만으로 나의 근골의 강건함과 체력을 유지할 수 있다고 생각하는지 여부를 묻는 질문을 받았다. 주저 없이 나는 "예스"라고 대답했다. 여러분이 더 어려운 응용운동으로 진행하고 다양한 운동으로 수행하는 반복 횟수를 증가시키면 계속 신경근육계를 단련시키게 된다. 몸은 단백질을 더 많이 합성하고 근육조직을 더 많이 만드는 반응을 보일 것이다. 본질적으로 몸은 더 큰 엔진을 만들어 적응한다. 최근 연구들에 따르면 대부분의 전문가가 상상한 수준 이상으로 고반복 운동이 근육을 만드는 강력한 자극을 제공할 수 있는 것으로 나타났다. 여러분이 보디웨이트 트레이닝을 하고 세계적인 수준의 운동을 해내기 위해 몸을 움직이는 방법을 배우기로 결심해서 반갑다. 또한 더 이상 헬스클럽에 얽매이지 않기로 결심해서 기쁘다. 이제는 세계가 여러분의 헬스클럽이고 여러분의 몸이 저항체(the resistance)이다.

CHAPTER 2
팔
ARMS

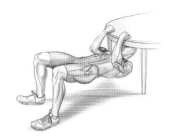

근력 훈련이 생소한 십대와 누구든 말해보면 그가 물어볼 첫 질문은 아마도 팔 훈련일 것이다. 남성들의 잘 발달된 이두근과 삼두근은 몸에서 가장 탐내는 근육일 것이다. 이는 충분히 이해가 된다. 이들 근육은 몸에서 가장 덜 가려지는 주요 근육이다. 셔츠, 바지, 반바지와 양말은 몸통과 다리를 대부분 감추지만, 팔은 대개 모든 사람이 육안으로 볼 수 있게 바로 노출되어 있다.

세계적으로 욕실에서 팔보다 더 자주 굽혀지는 신체 부위를 찾기란 아주 어려울 것이다. 특정 시점에서 아마도 수많은 남성이 거울 앞에서 보디빌더의 더블 바이셉스 포즈를 취하고 있을 것이기 때문이다. 연약한 팔을 가진 사람은 헐렁한 셔츠 소매를 근육들로 채우기 위해 온갖 노력을 기울일 것이다. 모든 공이 이두근으로 돌려지는 것 같지만, 팔의 뒤쪽에 있는 삼두근도 적절히 발달해야 팔의 모습이 나온다.

팔 운동은 남성만을 위한 것은 아니며, 여성에게도 중요하다. 영부인 미쉘 오바마는 근육질의 탄탄한 팔을 과시함으로써 미디어의 주목을 받았다. 끈이 없는 드레스를 선보일 예비 신부 또는 신부 들러리와 말해보면 자신이 윤곽이 뚜렷한 팔 근육을 얼마나 탐내는지 알려줄 것이다. 많은 여성이 특히 자기 삼두근의 모습에 대해 자신 없어 하고 삼두근 강화 운동을 통해 근육 발달을 증가시킴으로써 이 부위를 탄탄하게 하려 한다.

팔의 근육

팔 근육을 최적으로 표적화하는 방법을 보다 잘 이해하기 위해 우선 기초 해부학을 살펴보자. 상완의 앞쪽에는 팔꿈치관절 굴근이 있다. 팔꿈치관절 굴곡(flexion)은 팔을 구부려 손목을 어깨 쪽으로 움직이는 동작이다. 주요 팔꿈치관절 굴근은 상완이두근(biceps brachii)인데, 이 근육은 사실 장두(long head)와 단두(short head)란 2개의 갈래로 이루어져 있다(그림 2-1). 기타 팔꿈치관절 굴근으로는 상완근(brachialis)과 상완요골근(brachioradialis)이 있다. 이상의 근육들은 팔꿈치관절 굴곡 운동이 어떻게 수행되느냐에 따라 다양한 정도로 동작에 기여한다. 일반적으로 상완이두근은 손바닥이 위로 향하는 회외 그립(supinated grip)에서, 상완요골근은 손바닥이 서로 마주보는 중립 그립(neutral grip)에서, 그리고 상완근은 손바닥이 아래로 향하는 회내 그립(pronated grip)에서 가장 많이 작용한다. 이는 다양한 자세 및 운동범위에서 각 근육의 지렛대 작용 때문이다.

상완의 뒤쪽은 팔꿈치관절 신근으로 이루어져 있다. 팔꿈치관절 신전(extension)은 팔을 펴서 어깨에서 손목까지 견고한 선을 형성함으로써 손목을 어깨 반대쪽으로 움직이는 동작이다. 주요 팔꿈치관절 신근은 상완삼두근(triceps brachii)인데, 이 근육은 장두(long head), 내측두(medial head), 외측두(lateral head) 등 3개의 갈래로 이루어져 있다(그림 2-2).

팔은 다양한 운동 종목에서 중요하다. 팔꿈치관절 신근은 야구 배트나 골프채를 스윙할 때, 미식축구에서 상대를 밀어내거나(stiff-arm) 앞쪽으로 밀 때, 배구에서 스파이크를 할 때, 혹은 야구나 미식축구에서 볼을 머리 위로 던질 때 강하게 수축한다. 또한 이들 근육은 농구에서 체스트 패스를 하거나, 권투에서 잽이나 라이트 크로스를 날리거나 혹은 육상경기에서 투포환을 던지는 데 상당히 관여한다.

팔꿈치관절 굴근은 테니스에서 라켓을 스윙하거나 권투에서 훅을 먹일 때 에너지를 전달한다. 또한 종합격투기에서 클린치를 하거나 암바 서브미션을 시도하거나 피할 때,

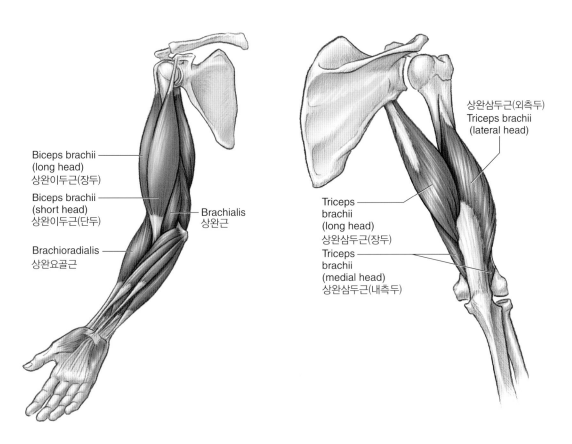

Biceps brachii
(long head)
상완이두근(장두)

Biceps brachii
(short head)
상완이두근(단두)

Brachioradialis
상완요골근

Brachialis
상완근

상완삼두근(외측두)
Triceps brachii
(lateral head)

Triceps
brachii
(long head)
상완삼두근(장두)

Triceps
brachii
(medial head)
상완삼두근(내측두)

그림 2-1. 상완의 앞쪽 근육

그림 2-2. 상완의 뒤쪽 근육

미식축구에서 상대에게 태클을 할 때, 그리고 암벽 등반에서 몸을 밀어 올릴 때 이들 근육에 의존하게 된다. 아울러 팔꿈치관절 굴근은 스트롱맨 시합에서 몸 앞쪽으로 무거운 물건을 나르는 데 그리고 조정 스포츠에 관여한다.

팔 훈련

팔은 한 번에 2개 이상의 관절을 움직여야 하는 상체 운동에서 상당히 단련된다. 모든 유형의 풀업 및 로우 동작은 팔꿈치관절 굴근을 충분히 단련시킬 것이며, 모든 유형의 푸시업 및 딥 동작은 팔꿈치관절 신근을 충분히 단련시킬 것이다. 이러한 이유로 가슴, 어깨와 등을 훈련시킬 때에는 언제나 반드시 팔을 단련시키게 된다.

다관절 운동을 할 때 팔 근육의 관여는 보디웨이트 트레이닝의 관점에서 특히 중요하다. 프리 웨이트나 케이블을 사용할 경우에는 팔 근육을 구분하여 훈련시키기가 쉽다. 그저 웨이트 기구를 잡고 팔꿈치를 굴곡시키거나 신전시키면 된다. 그러나 몸을 바벨처럼 이용하려 할 경우에는 사정이 보다 복잡해진다. 팔꿈치관절을 중심으로 몸을 움직이기가 어렵기 때문이다. 그렇다고 단관절 운동을 통해 팔을 표적으로 하는 것이 좋은 생각이 아니라는 말은 아니다. 그러나 다관절 운동은 근육의 총생산량이란 면에서 가장 생산적이라는 점을 이해하는 것이 중요하다.

팔 운동을 수행할 때에는 표적 근육을 조이는 데 집중하고 기타 근육이 그 일을 하도록 해서는 안 된다. 힘든 세트의 팔꿈치관절 굴곡 운동을 하기에 앞서 아널드 슈워제네거는 자신의 이두근이 산만큼 커지는 모습을 상상하곤 했다. 원하는 동작을 일으키기 위해 팔 근육이 수축하는 것을 느끼는 데 집중한다. 보디빌더들은 이를 마인드-머슬 커넥션이라고 하는데, 이들 신경근육 경로를 충분히 발달시키려면 시간이 걸린다. 스포츠와 기능적 목적을 위한 훈련은 보다 동작을 훈련시키는 것을 내용으로 하는 반면, 체형과 미적 목적을 위한 훈련은 보다 근육을 훈련시키는 것을 내용으로 한다. 이러한 이유로 팔 훈련을 저항에 대항해 근육을 수축시키는 것으로 생각하라. 그러면 표적 근육에 최대의 부하를 가하는 데 도움이 될 것이다.

전완은 팔의 일부이기는 하지만, 등 근육을 훈련시킬 때 풀업 및 로우 동작을 포함해 그립 동작에서 단련될 것이다(제6장 참조).

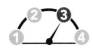

삼두근 신전(Triceps Extension)

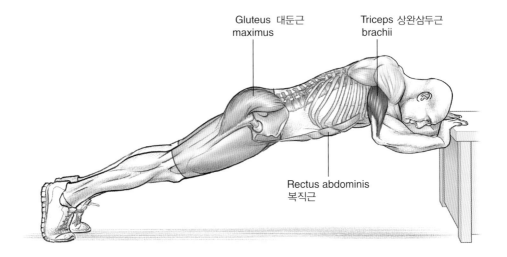

Gluteus 대둔근
maximus

Triceps 상완삼두근
brachii

Rectus abdominis
복직근

안전수칙
안정적이면서 견고한 탁자 또는 의자를 고른다.

운동

1. 양손으로 탁자 또는 의자 모서리를 잡고 등의 자세를 적절히 잡는다.
2. 다리와 팔을 펴고, 체중을 발가락에 실으며, 복근과 둔근을 긴장시킨 채 몸을 일직선으로 유지하면서, 팔꿈치를 구부려 몸을 내린다.
3. 삼두근을 사용하여 팔꿈치를 신전시켜 몸을 올린다.

관련근육

주동근육: 상완삼두근
이차근육: 복직근, 대둔근

운동지침

삼두근 신전은 정말로 삼두근을 표적으로 하는 드문 운동의 하나이다. 왜냐하면 몸이 거의 순수한 팔꿈치관절 신전을 통해 팔꿈치관절을 중심으로 움직이기 때문이다. 지면을 단단히 딛고 복근과 둔근을 조임으로써 강한 자세를 취하여 몸을 머리에서 발가락까지 견고한 일직선으로 유지한다. 운동 중에 이러한 자세를 잃어서는 안 된다. 엉덩이가 처져 이런 자세를 잃으면 운동이 되지 않을 뿐만 아니라 요추에 해로울 가능성도 있다. 어깨관절이 많이 움직이지 않도록 하고 대부분의 움직임이 팔꿈치를 중심으로 일어나도록 한다. 삼두근을 사용하여 몸을 올리고 내린다.

의자 또는 탁자의 높이를 조정하면 이 운동의 난이도를 조절할 수 있다. 운동을 더 쉽게 하려면, 보다 높은 의자 또는 탁자를 사용한다. 반대로 운동을 더 어렵게 하려면, 보다 낮은 의자 또는 탁자를 사용한다.

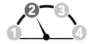

응용운동

무릎 대고 삼두근 신전(Short-Lever Triceps Extension)
앞의 운동이 어렵다고 판단되는 사람들은 무릎을 대고 운동을 수행함으로써 지렛대를 단축해, 들리는 체중의 총량을 감소시킬 수 있다. 이 운동을 위해서는 견고한 의자 또는 커피 테이블을 사용한다. 일반 탁자는 너무 높다.

무릎 구부려 거꾸로 컬(Short-Lever Inverted Curl)

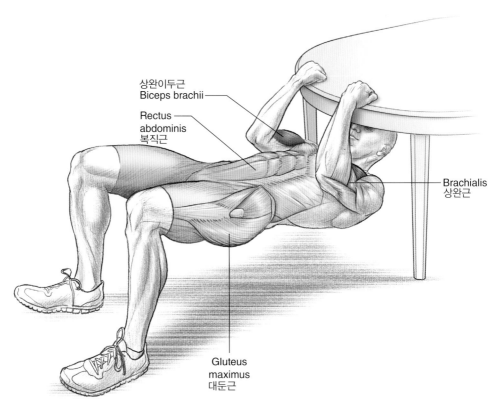

상완이두근
Biceps brachii

Rectus
abdominis
복직근

Brachialis
상완근

Gluteus
maximus
대둔근

 안전수칙

견고한 탁자 또는 의자를 고른다. 카펫처럼 부드러운 표면 위에서 운동을 한다.

운동

1. 견고한 탁자 또는 높은 의자 밑에 바로 누워 양손으로 탁자나 의자 위 모서리를 잡는다.
2. 몸통과 다리를 일직선으로 하고 목을 중립 자세로 유지한다. 무릎을 90도로 구부린 다음 체중을 발뒤꿈치에 싣고, 복근과 둔근을 긴장시킨 채, 팔꿈치를 구부려 몸을 올린다. (목을 중립 자세로 두면, 머리와 목이 자연스런 자세로 유지되고 위아래로 기울지 않는다.)
3. 어깨가 아니라 거의 팔꿈치를 움직여 절제된 동작으로 몸을 내려 시작 자세로 되돌아간다.

관련근육

주동근육: 상완이두근

이차근육: 상완근, 복직근, 대둔근

운동지침

무릎 구부려 거꾸로 컬은 오로지 순수한 이두근 운동 중 하나이다. 기타 이두근 운동은 대부분 등 근육을 상당히 동원한다. 둔근 등 중심부 근육을 조여 몸통과 다리를 일직선으로 유지하도록 한다. 이렇게 하면 중심부의 안정성을 유지하면서 팔꿈치관절을 중심으로 몸을 움직여 이두근을 표적으로 할 수 있다.

이 운동은 높이가 높거나 낮은 탁자 또는 의자를 사용하여 운동을 더 쉽거나 어렵게 함으로써 다양한 수준의 근력에 맞춰 조정할 수 있다. 의자 또는 탁자의 종류에 따라서는 머리가 가구의 바닥에 닿을 경우에 완전한 운동범위로 움직이지 못할 수도 있다. 이러한 경우에는 꼭대기 자세를 한동안 유지해 등고정(isohold) 운동을 수행하거나 보다 짧은 운동범위로 움직이는 동작을 수행한다. 아니면 문의 꼭대기에 끼운 타월의 양끝을 잡는다. 중립 그립을 사용하는데, 그러면 이두근보다는 상완근과 상완요골근이 다소 더 단련된다.

응용운동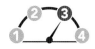

무릎 펴 거꾸로 컬(Long–Lever Inverted Curl)
앞의 운동이 쉽다고 판단되는 사람들은 다리를 펴서 또 다른 의자 또는 벤치에 올려놓은 채 운동을 수행함으로써 지렛대를 연장해, 들리는 체중의 총량을 증가시킬 수 있다.

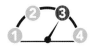

이두근 친업(Biceps Chin-Up)

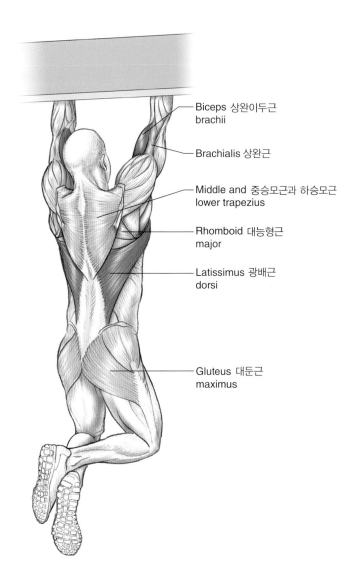

Biceps 상완이두근
brachii

Brachialis 상완근

Middle and 중승모근과 하승모근
lower trapezius

Rhomboid 대능형근
major

Latissimus 광배근
dorsi

Gluteus 대둔근
maximus

 안전수칙
견고한 서까래 또는 친업 바를 사용한다.

운동

1. 견고한 서까래 또는 친업 바에 매달려 팔을 펴되 손바닥이 자신을 향하는 회외 그립으로 잡은 채, 몸이 완전히 신장된 자세로 시작한다. 발가락이 지면에서 떨어지게 하고 무릎을 구부리는 편이 보다 편안하면 그리해도 좋다.
2. 중심부를 안정되게 유지하면서 몸을 서까래 또는 친업 바 위로 흉골 높이까지 당긴다.
3. 절제된 동작으로 몸을 내려 천천히 내려오도록 한다.

관련근육

주동근육: 상완이두근, 광배근
이차근육: 상완근, 하승모근, 중승모근, 능형근, 복직근, 대둔근

운동지침

친업은 이두근과 등 근육을 위한 대표적인 보디웨이트 운동이다. 손바닥이 자신을 향하는 회외 그립은 이두근을 가장 잘 단련시키며, 이 때문에 이 응용운동은 팔을 다루는 장에 포함되어 있다. 이 운동은 회외 그립으로 매달릴 수 있는 서까래 또는 바를 필요로 한다.

많은 사람이 이 운동을 부정확하게 수행한다. 즉 동작의 꼭대기에서 바닥까지 완전한 운동범위로 움직이지 못하고, 다리를 차서 탄력을 이용하며, 요추가 지나치게 아치를 이루고, 동작의 꼭대기에서 어깨를 으쓱한다. 강한 중심부와 둔근 수축을 통해 중심부를 안정되도록 만들고, 몸을 어깨에서 무릎까지 일직선으로 유지해야 한다. 동작의 맨 꼭대기에서 턱이 바 위에 있을 때, 견갑골을 뒷주머니로 밀어 넣는 것을 상상해 견갑골을 뒤와 아래로 유지하도록 한다. 완전히 멈춘 자세에서 시작하고 서까래가 가슴의 꼭대기에 닿는 곳까지 천천히 올라가 완전한 운동범위로 움직인다. 친업을 이런 식으로 수행하면 어려운 상체 운동 외에도 매우 효과적인 중심부 운동을 해낼 것이다.

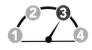

양팔 좁혀 삼두근 푸시업
(Narrow Triceps Push-Up)

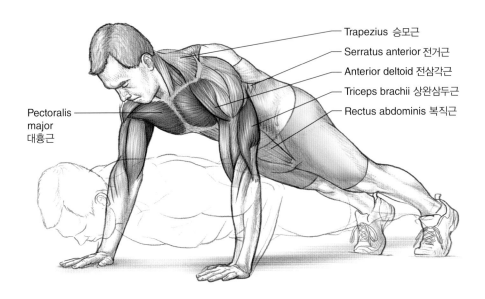

Trapezius 승모근
Serratus anterior 전거근
Anterior deltoid 전삼각근
Triceps brachii 상완삼두근
Rectus abdominis 복직근

Pectoralis major 대흉근

운동

1. 엎드려 양손을 어깨너비로 벌리고 팔꿈치를 몸으로 밀어붙인다.
2. 양발을 가까이 모으고 중심부를 안정시킨 채, 몸을 밀어 올린다.
3. 몸을 내려 가슴이 바닥에 닿도록 한다.

관련근육

주동근육: 상완삼두근, 대흉근, 전삼각근
이차근육: 상승모근, 하승모근, 전거근, 복직근, 대둔근

운동지침

좁은 지지기반으로 수행하는 푸시업은 삼두근과 흉근을 표적으로 하는 대표적인 운동이다. 이 운동은 매우 효과적임에 틀림없지만, 대부분의 사람이 이 운동을 부정확하게 수행한다. 즉 엉덩이가 처지고, 위를 올려다보아 목이 과신전되며, 끝까지 가지 않아 완전한 운동범위로 움직이지 못하거나 팔꿈치가 손목 위로 중심을 잡지 못한다. 복근과 둔근을 조여 중심부를 강하게 유지해야 한다. 운동 내내 몸을 일직선으로

유지하고 엉덩이가 처지지 않도록 한다. 가슴이 바닥에 닿을 때까지 몸을 내린다. 세트 중에 아래를 내려다보고 팔꿈치가 손목과 정렬되도록 한다. 몸을 강력한 자세로 고정시킨 상태를 유지하면 효과적인 상체운동 외에 좋은 중심부 운동도 해낼 것이다.

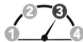

응용운동

다이아몬드 삼두근 푸시업
(Diamond Triceps Push-Up)
다이아몬드 삼두근 푸시업은 삼두근에 더 상당히 의존하기 때문에 양팔 좁혀 삼두근 푸시업보다 약간 더 어렵다. 이 응용운동은 양손을 서로 닿게 해서 엄지와 검지로 다이아몬드 모양을 형성한 채 수행한다.

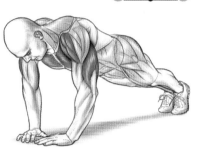

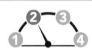

응용운동

무릎 대고 삼두근 푸시업(Short-Lever Triceps Push-Up)
양팔 좁혀 삼두근 푸시업이 힘든 사람들은 무릎을 대고 운동을 수행함으로써 지렛대를 단축할 수 있다. 이렇게 하면 들리는 체중의 총량이 감소하고 더 엄격한 자세로 운동할 수 있다.

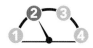

삼점 접촉 벤치 딥(Three-Point Bench Dip)

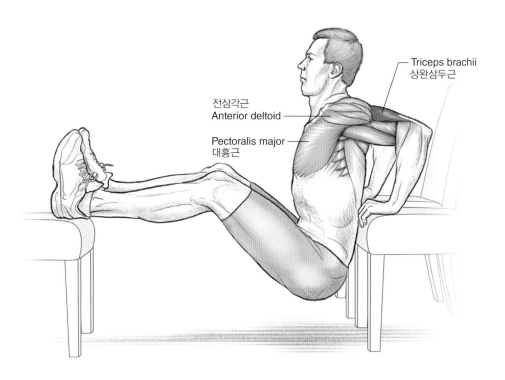

Triceps brachii
상완삼두근

전삼각근
Anterior deltoid

Pectoralis major
대흉근

 안전수칙

견고하면서 안정적인 의자 또는 웨이트 벤치를 사용한다.

운동

1. 3개의 의자를 준비해 하나에는 양발이 올라가고 다른 2개 사이 중앙에는 몸이 위치하도록 배치한다.
   (웨이트 벤치를 이용할 수 있다면, 이 운동은 2개의 웨이트 벤치를 사용해 수행할 수 있다. 벤치를 서로
   평행하게 배치한다. 하나의 벤치에는 손바닥을 얹고 다른 벤치에는 발뒤꿈치를 올려놓아 몸이 벤치와
   직각이 되도록 한다.)
2. 손바닥을 두 의자의 끝부분에 얹고 손가락을 앞쪽으로 향하게 한 다음, 몸통을 똑바로 세우고 다리를
   일직선으로 한 채, 절제된 동작으로 몸을 내려 근육이 충분히 신장되도록 한다. 너무 낮게 내려가는
   것은 위험할 수 있다. 상완이 바닥과 평행하면 충분히 깊은 셈이다.
3. 몸을 밀어 올려 시작 자세로 되돌아간다.

관련근육

주동근육: 상완삼두근

이차근육: 대흉근, 전삼각근

운동지침

벤치 딥은 세계적으로 헬스클럽에서 하는 흔한 운동이다. 이 운동은 삼두근을 만드는 데 효과적인 운동이고 자신의 근력 수준에 따라 쉽게 조정할 수 있다. 양발을 바닥에 평평하게 대고 무릎을 구부린 채 운동을 수행하면 운동이 더 쉬워지며, 들리는 체중의 총량이 감소한다. 근육이 충분히 신장될 정도로 깊이 내려가되 너무 깊이 내려가 연조직을 위험에 처하게 해서는 안 된다. 정기적으로 너무 깊이 내려가면 어깨관절 주위의 일부 구조물에 부상을 입을 위험이 있다. 이 운동은 정확히 수행하지 않으면 위험할 수 있다. 이 운동 중에는 가슴을 세운 상태를 유지하고 등 하부가 구부러지지 않도록 한다. 팔꿈치가 펴져 고정될 때까지 천천히 올라가도록 한다.

CHAPTER 3
목과 어깨

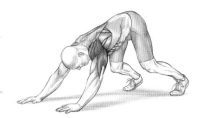

NECK AND SHOULDERS

강하고 힘 센 남성을 상상해보면 틀림없이 근육질의 어깨와 굵은 목을 하고 있을 것이다. 강한 남성이 연약한 어깨나 가냘픈 목을 하고 있는 모습은 결코 보지 못할 것이다. 더욱이 어깨가 두터우면 허리가 보다 작다는 착각을 일으켜 탐나는 V자 몸통(V taper)을 만든다. 이러한 X자 체형(X factor)을 만드는 데에는 광배근이 중요하지만, X자 체형의 꼭대기는 사실 삼각근으로부터 시작된다. X자 체형은 남성이 만들어보고 싶은 모습이다. X자 체형을 이루기 위해서는 상체 근육이 강하고, 중간부가 좁으며, 엉덩이와 넓적다리가 강하고 근육질이어야 한다. 삼각근에서 좁은 중간부에 이르기까지 V자 몸통은 탄탄하고 근력이 좋은 남성의 특징이다.

여성은 흔히 강한 상체를 의미하는 윤곽이 뚜렷하고 탄탄한 삼각근을 추구하며, 이러한 근육은 각고의 운동 및 노력을 통해 만들어진다. 많은 사람의 경우에 어깨는 훈련에 반응을 보이기가 정말로 어려울 수 있으므로, 상당히 몰두해야 한다. 일련의 어깨와 목 훈련을 적절히 소화하기 위해서는 이들 근육의 많은 기능을 이해하는 것이 중요하다.

목

목은 많은 스포츠에서 중요하다. 미식축구, 권투와 럭비처럼 충돌 스포츠(collision sports)에서는 충격을 흡수하고 뇌진탕이나 목 부상을 방지하기 위해 목이 강해야 한다. 레슬링과 브라질 주짓수 같이 투기 스포츠(grappling sports)에서도 서브미션과 목 부상을 막기 위해 목이 튼튼해야 한다.

목은 굴곡(flexion), 신전(extension), 측면 굴곡(lateral flexion), 회전(rotation), 전인(protraction, 앞으로 내미는 동작)과 후인(retraction, 뒤로 당기는 동작)처럼 온갖 유형의 동작으로 움직일 수 있지만, 여기서는 주로 전방(굴곡) 및 후방(신전) 동작에서 목 근육을 등척성으로(isometrically) 강화하는 데 집중할 것이다. 이 두 가지 동작은 회전과 측면 굴곡처럼 목의 기타 동작을 일으키는 근육들인 승모근(trapezius), 흉쇄유돌근(sternocleidomastoid), 사각근(scalenes)과 견갑거근(levator scapulae)의 다양한 섬유를 강화하기 때문에 목 근육을 발달시키는데 충분한 준비가 될 것이다.

많은 사람들이 상승모근(그림 3-1)을 단련시키는 유일한 방법은 견갑골의 상승(elevation)을 요하는 어깨 으쓱하기 운동을 통해서라고 생각한다. 이는 옳지 않다. 상승모근은 견갑골의 상방 회전(upward rotation)에 상당히 관여하므로 물구나무 푸시업 동작에서 강하게 단련된다. 하승모근도 마찬가지이다. 사실 이 책에 소개된 수평면과 수직면에서 밀기 및 당기기 동작을 균형 있게 수행하면 승모근의 섬유를 적절히 발달시킬 수 있다.

머리 위로 밀기 동작은 생체역학 면에서 복잡하다. 이 동작을 적절히 수행하려면 어깨, 등 상부와 상완의 근력 및 가동성이 충분해야 한다. 사람들이 컴퓨터 앞에 앉아 구부린 자세로 하루 종일 일하면, 자세가 무너지고 이는 목을 들어 올리는 힘을 약화시킨다. 이러한 이유로 초보자는 상체를 스트레칭하고 운동들을 점진적으로 진행해 어깨의 가동성 및 안정성이 함께 발달되도록 해야 한다. 특히 상부 척추가 적절히 신전하고 회전할 수 있어야 하고 어깨가 모든 방향으로 충분히 움직이도록 해야 한다.

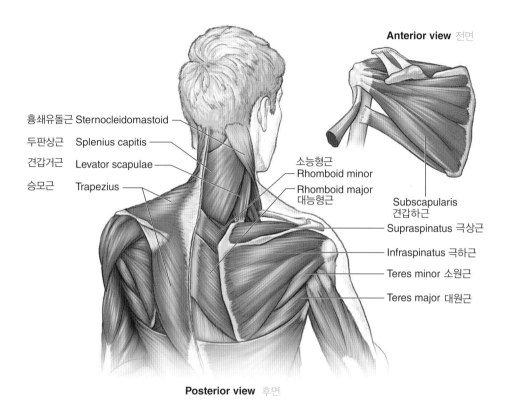

Anterior view 전면

흉쇄유돌근 Sternocleidomastoid

두판상근 Splenius capitis

견갑거근 Levator scapulae

승모근 Trapezius

소능형근
Rhomboid minor

Rhomboid major
대능형근

Subscapularis
견갑하근

Supraspinatus 극상근

Infraspinatus 극하근

Teres minor 소원근

Teres major 대원근

Posterior view 후면

그림 3-1. 목과 등 상부의 근육

상체 관절들의 근력과 유연성이 균형을 이루면 어깨가 건강하게 유지되고 평생 적절하게 기능할 것이다.

어깨

삼각근(deltoid, 그림 3-2)은 상완와관절(glenohumeral joint, 견갑골의 관절와를 상완골의 골두로 이어주는 관절)의 중요한 안정근이고 급속한 동작과 어깨 탈구의 방지를

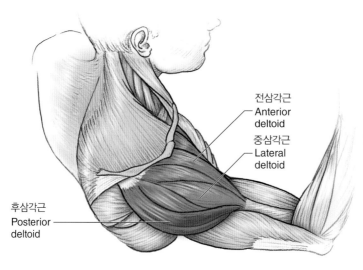

전삼각근
Anterior
deltoid

중삼각근
Lateral
deltoid

후삼각근
Posterior
deltoid

그림 3-2. 삼각근

위해 강하고 협동을 이루어야 한다. 삼각근은 3개의 근육으로 이루어져 있고 각각은 서로 다른 기능을 한다. 충분히 날씬해진다면, 당신은 훈련을 하면서 3개의 근육이 수축하는 것을 볼 수 있을 것이다.

이들 중 어깨 중간에 있는 중삼각근(lateral deltoid)이 잘 발달되어 있으면 앞서 말한 떡 벌어진 X자 체형을 하고 있다는 착각을 일으킨다. 어깨 앞쪽에 있는 전삼각근 (anterior deltoid)은 강한 어깨관절 굴근이자 수평 내전근이기 때문에 푸시업 응용 운동에서 작용한다. 내전(adduction)은 사지를 몸의 정중선 쪽으로 움직이며, 외전 (abduction)은 사지를 몸의 정중선 반대쪽으로 움직인다. 어깨 뒤쪽에 있는 후삼각근 (posterior deltoid)은 어깨관절 신근과 수평 외전근으로 기능하기 때문에 다양한 로우 및 풀업 운동에서 작용한다. 그러나 이 근육은 흔히 덜 발달되어 있다. 대개 어깨관절의 수평 외전 동작을 통해 후삼각근에 특별한 관심을 기울이게 된다. 3개의 근육이 모두 물구나무 푸시업 운동에 기여하지만, 이러한 범주의 들어 올리기에서는 전삼각근과 중삼각근이 가장 많이 작용한다. 후삼각근은 어깨를 안정되게 유지하고 전반적인 동작에 약간 기여한다.

삼각근을 표적으로 하지 않더라도, 푸시업과 거꾸로 로우처럼 수평면에서 밀기 및 당기기 동작을 수행하면 꽤 좋은 발달을 이룰 수 있다. 그러나 삼각근의 발달을 한 단계 끌어올리기 위해서는 이 근육을 직접 단련시키는 것이 필수적이다. 오래 전에 머리 위로 밀기가 수평면에서 밀기보다 더 인기가 있었던 때에는 어깨 부상이 보다 적은 듯했다. 이러한 훈련은 보다 안정적인 어깨 근육과 균형 잡힌 근력 수준을 가져왔다.

삼각근이 스포츠 동작들에 상당히 관여한다는 사실은 놀랍지 않을 것이다. 이 근육은 권투에서 잽과 크로스를 날리고, 농구에서 체스트 패스를 하며, 미식축구에서 상대를 앞쪽으로 밀거나 밀어내는 데 관여한다. 사실 어깨는 야구, 테니스, 라켓볼, 수영, 배구와 종합격투기 같은 스포츠에서 지배적인 드로우, 스윙 및 타격 동작에 상당히 관여한다. 후삼각근은 테니스에서 백핸드 스트로크, 종합격투기에서 돌아 등주먹 바깥치기, 조정(rowing), 혹은 심지어 프리스비 서브에도 크게 관여한다. 무거운 짐을 몸의 양옆으로 들 때에는 삼각근이 강하게 수축하여 짐을 몸에서 떨어지게 하고 상완골(위팔뼈)이 그 소켓에서 빠지지 않도록 한다.

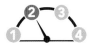

벽에 대고 목 전방 등고정
(Wall Anterior Neck Isohold)

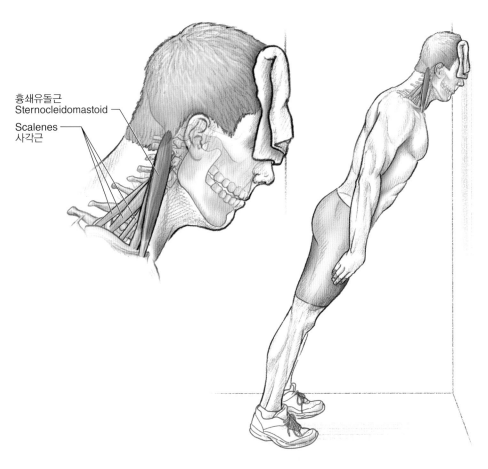

흉쇄유돌근
Sternocleidomastoid

Scalenes
사각근

운동

1. 접은 타월을 이마에 댄다.

2. 팔을 몸의 양옆에 둔 채 선 자세에서, 벽으로 몸을 기울이되 몸을 일직선으로 유지하도록 한다.

3. 원하는 시간만큼 자세를 유지한다.

관련근육

주동근육: 흉쇄유돌근

이차근육: 사각근

운동지침

벽에 대고 목 전방 등고정은 목 근육의 적절한 발달에 중요한 운동이다. 충돌 스포츠(collision sports)와 격투기 스포츠(combat sports)에서는 이들 근육이 목의 과신전을 방지하는 역할을 하기 때문에 강해야 한다. 이들 근육이 충분히 발달되어 있지 않을 경우 충돌 또는 타격 중에 목의 과신전이 일어날 수 있다.

이 운동의 난이도는 벽의 위아래로 이동해 조정할 수 있다. 벽에서 더 위로 올라가고 벽에 더 가까이 설수록 운동이 보다 쉬워지며, 벽에서 더 아래로 내려가고 벽으로부터 더 멀리 설수록 운동이 보다 어려워진다. 나는 가급적 30초간 고정을 수행하나, 자신의 목표에 따라 더 짧게 혹은 더 길게 해도 된다.

이 운동을 할 때에는 두껍게 접은 타월을 사용하여 머리를 완충한다. 강한 중심부와 둔근 수축을 통해 몸을 일직선으로 유지한다.

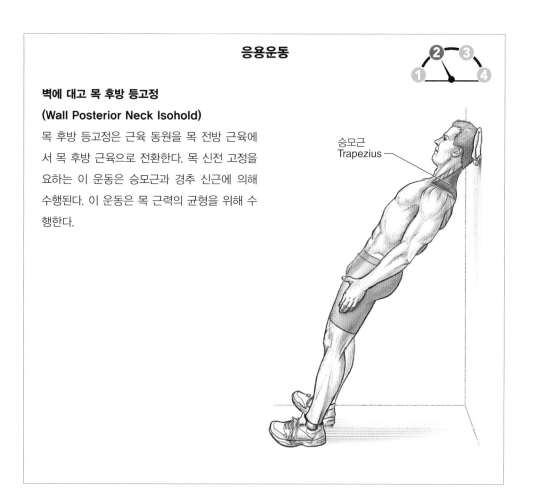

응용운동

벽에 대고 목 후방 등고정
(Wall Posterior Neck Isohold)

목 후방 등고정은 근육 동원을 목 전방 근육에서 목 후방 근육으로 전환한다. 목 신전 고정을 요하는 이 운동은 승모근과 경추 신근에 의해 수행된다. 이 운동은 목 근력의 균형을 위해 수행한다.

승모근
Trapezius

손으로 목 등고정(Manual Neck Isohold)

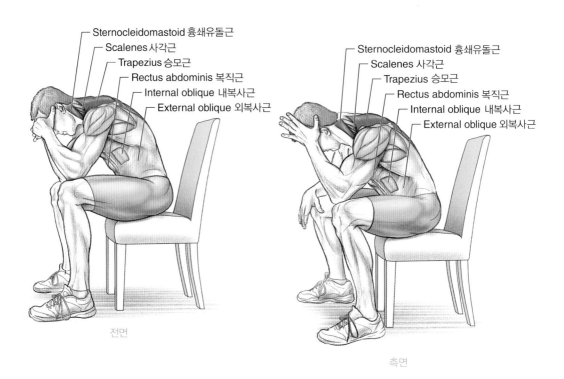

전면

측면

운동

1. 앉은 자세에서 팔꿈치를 넓적다리로 받친 채, 양손을 이마에 대고 10초간 손으로(자기 힘으로) 등척성 저항을 가한다.

2. 양손을 뒤통수에 대고 손으로 저항을 가하면서 또 다시 10초간 고정시킨다. 자신의 팔이 비교적 짧다면 이 운동에서 팔꿈치를 넓적다리에 유지하기가 곤란할 수도 있다.

3. 손을 머리의 측면에 대고 10초간 손으로 저항을 가해 각 측(우측과 좌측)에서 측면 등고정을 함으로써 운동을 마무리한다.

관련근육

주동근육: 흉쇄유돌근, 사각근, 승모근, 경추 신근(두반극근, 두판상근 등)

이차근육: 복직근, 내복사근, 외복사근, 척추기립근(극근, 최장근, 장늑근)

운동지침

손으로 목 등고정 운동은 목 근육의 강화에 아주 좋다. 연구들에 따르면 목 근육을 강화하기 위해서는 목을 직접 훈련시켜야 한다고 한다. 목 근육은 특정한 목 운동을 수행하지 않는 한 잠재력이 극대화되지 못하지만, 다행히도 등척성 고정을 통해 목을 훈련시키기가 매우 쉽다.

등고정을 수행하면서 목을 중립 자세로 유지해야 한다. 중립 자세에서 목은 비틀리거나 전후좌우로 기우는 것이 아니라 정상적인 자세를 취하게 된다. 4번의 등고정, 즉 굴곡, 신전, 우측면 굴곡과 좌측면 굴곡을 위한 등고정을 수행한다.

강한 목은 머리를 몸통에 보다 확고하게 연결하고 이는 뇌진탕 위험을 감소시키기 때문에 중요하다.

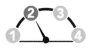

푸시백(Push-Back)

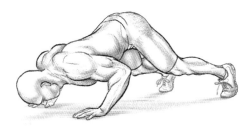

시작 자세

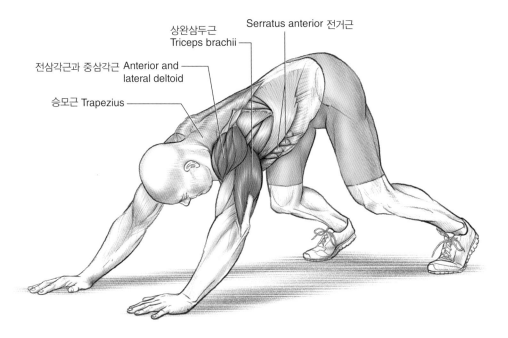

상완삼두근
Triceps brachii

Serratus anterior 전거근

전삼각근과 중삼각근 Anterior and
lateral deltoid

승모근 Trapezius

운동

1. 양발을 엉덩이 너비보다 더 넓게 벌린 채 서고 푸시업의 바닥 자세처럼 준비하되, 엉덩이를 높이 유지한다.

2. 엉덩이를 웅크리면서 몸을 위와 뒤로 밀되, 엉덩이를 어깨보다 더 높게 유지한다.

3. 시작 자세로 되돌아간다. 동작에서 몸을 내리는 신장성(eccentric, 근육의 수축 시 그 길이가 증가하는) 부분은 몸을 올리는 단축성(concentric, 근육의 수축 시 그 길이가 감소하는) 부분과 정확히 역동작이 되어야 한다.

관련근육

주동근육: 전삼각근, 중삼각근, 상부 대흉근, 상완삼두근
이차근육: 상승모근, 하승모근, 전거근, 중간 및 하부 대흉근

운동지침

푸시백은 푸시업과 다음에 소개하는 파이크 푸시업이 혼합된 운동이다. 목표는 힘의 방향을 지면으로 조종해 푸시업을 물구나무 푸시업처럼 느끼도록 하는 것이다. 몸을 뒤쪽으로 밈으로써 흉근보다는 어깨 근육에 더 초점을 두게 된다.

　엉덩이를 높이 유지하고 동작이 삼각근을 단련시키는 것을 느낀다. 운동 중에 아래를 내려다보아 목이 과신전되지 않도록 한다.

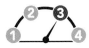

양발 올려 파이크 푸시업
(Feet-Elevated Pike Push-Up)

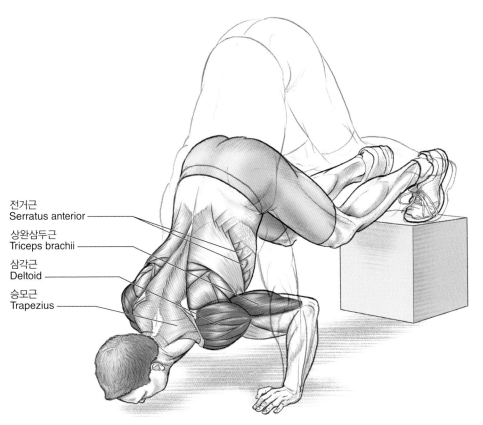

전거근
Serratus anterior

상완삼두근
Triceps brachii

삼각근
Deltoid

승모근
Trapezius

안전수칙
매우 견고한 의자를 사용한다.

운동

1. 양손을 어깨너비보다 약간 더 넓게 벌려 바닥에 대고 양발을 견고한 의자, 박스 또는 웨이트 벤치 위에 올려놓는다.

2. 손을 몸쪽으로 옮기면서 엉덩이를 굴곡시키고 둔부를 천장 쪽으로 올림으로써 솟구쳐 올라 L자 자세를 취한 다음, 팔꿈치를 구부려 몸을 바닥 쪽으로 내린다.

3. 머리가 지면에 이르면, 팔을 펴고 몸을 높이 바닥에서 반대쪽으로 밈으로써 동작을 역순으로 밟아 솟구친 시작 자세로 되돌아간다.

관련근육

주동근육: 삼각근, 상완삼두근
이차근육: 상승모근, 하승모근, 전거근

운동지침

양발 올려 파이크 푸시업은 어깨 근육을 만드는 데 효과적인 운동이다. 많은 사람이 물구나무 푸시업을 수행할 정도로 그리 강하지 못한데, 파이크 푸시업은 더 어려운 응용운동으로 진행하는 과정의 중간 운동으로 아주 좋다.

더 낮게 내려가려고 목을 과신전시킬 필요가 없는데, 파이크 푸시업은 어떻게 보아도 부분 운동범위의 운동이기 때문이다. 머리와 목을 중립 자세로 유지하고 머리가 바닥에 닿을 때까지 몸을 내린다. 운동 내내 몸을 L자 자세로 유지한다.

응용운동

삼점 접촉 파이크 푸시업
(Three-Point Pike Push-Up)

양발 올려 파이크 푸시업에 능숙해지면, 견고하고 고정된 2개의 의자 또는 박스 사이에서 운동을 수행함으로써 운동범위를 증가시킨다. 이렇게 하면 머리가 더 아래로 내려갈 수 있기 때문에 어깨 근육에 더 많은 부하가 가해지고, 보다 효과적인 운동이 된다. 뒤쪽 의자는 2개의 앞쪽 의자보다 더 높아야 한다.

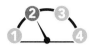

후삼각근으로 몸 올리기
(Rear Deltoid Raise)

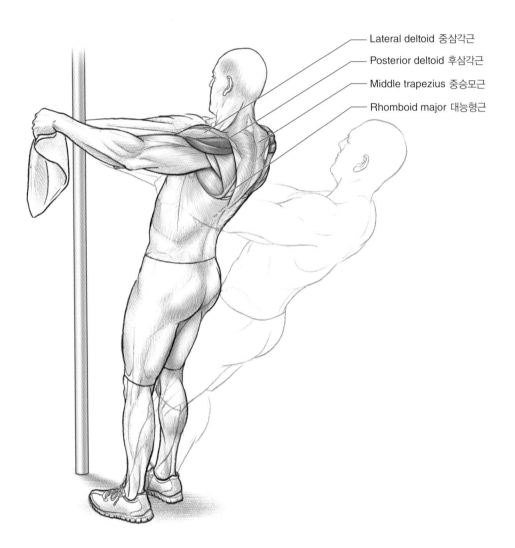

- Lateral deltoid 중삼각근
- Posterior deltoid 후삼각근
- Middle trapezius 중승모근
- Rhomboid major 대능형근

운동

1. 선 자세에서 타월을 봉에 두른 다음, 타월의 양끝을 잡고 몸을 뒤로 기울여 자세를 잡는다.
2. 몸을 일직선으로 유지하면서, 팔을 양옆으로 벌려 몸을 올린다.
3. 절제된 동작으로 몸을 내려 시작 자세로 되돌아간다.

관련근육

주동근육: 후삼각근

이차근육: 중삼각근, 중승모근, 대능형근

운동지침

이 운동은 큰 타월이 있고 봉을 이용할 경우에 가장 쉽다. 그러나 다른 대안도 있다. 큰 타월을 견고한 문의 꼭대기 위에 걸친 다음 문을 닫아 타월이 끼이도록 한다. 타월이 충분히 넓다면 하나로 충분하겠으나, 2장의 타월을 사용할 수도 있다. 몸을 일직선으로 유지하고 후삼각근과 견갑골 후인근(scapular retractors, 견갑골을 뒤쪽으로 당기는 중승모근과 능형근)으로 몸을 당겨 올리는 데 집중한다. 체위를 다양화함으로써 난이도를 조정한다. 보다 똑바로 세운 체위를 유지하면 운동이 더 쉬워지며, 앞쪽으로 걸어가면 몸통이 보다 기울어 운동이 더 어려워진다.

이 운동은 운동범위가 짧지만, 어깨 근육의 균형에 중요하다. 최선을 다해 후삼각근의 긴장을 유지하도록 하는데, 이 근육은 흔히 무시되고 덜 발달되어 있기 때문이다.

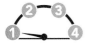

YTWL

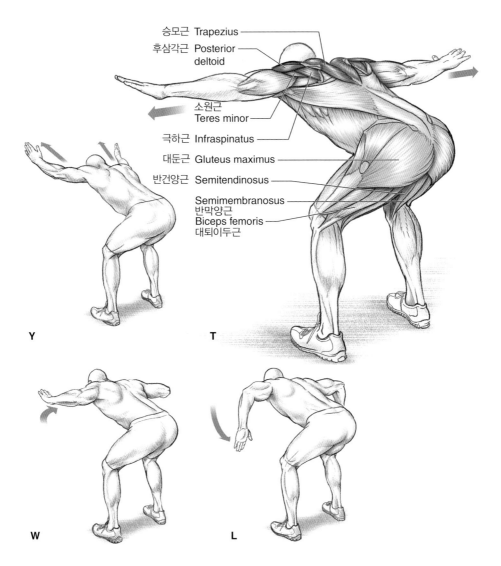

승모근 Trapezius
후삼각근 Posterior deltoid
소원근 Teres minor
극하근 Infraspinatus
대둔근 Gluteus maximus
반건양근 Semitendinosus
Semimembranosus
반막양근
Biceps femoris
대퇴이두근

Y

T

W

L

Y자 자세, T자 자세, W자 자세와 L자 자세

운동

1. 선 자세에서 엉덩이를 구부려 45도 이상의 몸통 각도를 취하고, 중립 척추를 유지하면서 깊숙이 앉고 햄스트링을 신장시킨다.
2. 양팔로 Y자를 만들어 역동적인 Y자 동작을 10회 수행하고, 각각의 반복 후 시작 자세로 되돌아간다. 그런 다음 양팔로 T자 동작을 10회, 이어 W자 동작을 10회 수행한다.
3. 마지막으로 L자 동작의 10회 수행으로 전환하는데, 팔꿈치를 90도로 구부리면서 양팔을 쭉 내밀고 어깨관절을 회전시켜 전완이 지면과 수직에서 지면과 평행으로 움직이도록 한다.

관련근육

주동근육: 하승모근, 중승모근, 회전근개(극하근, 소원근), 후삼각근
이차근육: 햄스트링(대퇴이두근, 반건양근, 반막양근), 대둔근

운동지침

YTWL은 어깨관절에서 중요하고 작은 많은 근육을 강화하기 때문에 훌륭한 운동인데, 이러한 근육들은 다관절 운동에 안정성과 지지를 제공한다. 이들 근육은 일상 활동에서 그리 요구되지 않으므로, YTWL 운동으로 이들을 활성화하면 향후 부상 또는 기능장애를 방지할 것이다. 이들 근육을 건강하게 유지하는 것이 중요하다.

당신은 세트 내내 체중 저항이 얼마나 힘든지를 알면 놀랄 것이다. 좋은 자세를 유지하고 등이 구부러지지 않도록 한다.

벽에 대고 물구나무 푸시업
(Wall Handstand Push-Up)

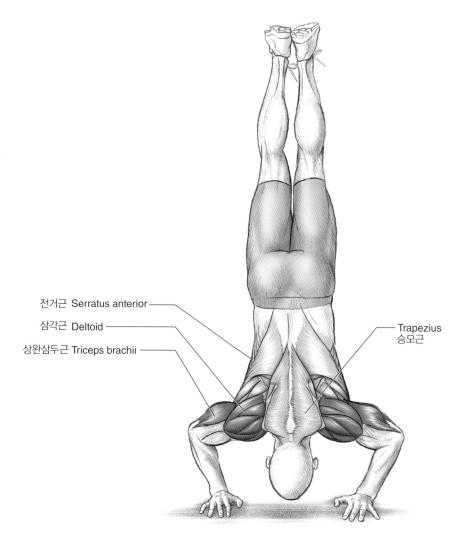

전거근 Serratus anterior ───────

삼각근 Deltoid ───────

상완삼두근 Triceps brachii ───────

─── Trapezius
승모근

운동

1. 손과 무릎을 바닥에 대고 시작하며, 양발을 벽에 올리고 뒷걸음질 쳐서 물구나무 자세를 취해 결국 발
   가락만 벽에 닿고, 몸이 비교적 수직이면서 일직선이 되며, 자신은 벽을 마주하도록 한다.

2. 팔꿈치를 구부려서 천천히 몸을 내려 머리가 지면에 이르도록 한다.

3. 동작을 역순으로 밟아 몸을 올려 시작 자세로 되돌아간다. 세트가 끝나면 벽을 걸어 내려와 다시 손과
   무릎을 바닥에 댄다.

관련근육

주동근육: 삼각근, 상완삼두근
이차근육: 상승모근, 하승모근, 전거근

운동지침

벽에 대고 물구나무 푸시업은 전 체중을 들어 올려야 하기 때문에 가장 어려운 머리 위로 밀기 운동이다. 이 운동은 2가지 이유로 일반 푸시업보다 훨씬 더 어렵다. 첫째, 사람들은 수직면에서 밀기 동작에 비해 수평면에서 밀기 동작에 더 강하다. 둘째, 물구나무 푸시업에서는 전 체중을 들어 올려야 하는 반면 푸시업에서는 바닥과 4지점에서 접촉하고 몸통이 각도를 이루기 때문에 체중의 70% 정도만 들어 올리면 된다.

이 운동을 하는 방법으로는 몸 뒤로 양발을 벽에 대기, 몸 앞으로 양발을 벽에 대기, 파트너가 다리를 잡아주기, 단독으로 서기 등 여러 가지가 있다. 물론 균형이 요구되는 단독으로 서기가 가장 어렵다.

CHAPTER 4
가슴
CHEST

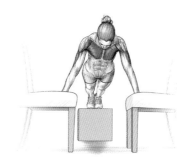

매주 월요일이 국제 벤치 프레스 데이로 명명된 이유가 있다. 잘 발달된 흉근을 바라는 전 세계 리프터들은 운동의 우선순위를 정해 매주 가슴을 먼저 훈련시킨다. 운동하는 대부분의 남성은 흉근의 상부, 중간과 하부를 최대한으로 만드는 데 몰두하는 반면, 여성은 흉근 발달에 관심을 덜 가지는 경향이 있다. 그러나 흉골을 가로지르는 근육의 미묘한 라인은 여성에게 상당히 매력적일 수 있으며, 다관절 가슴 운동이 삼두근을 기르는 훌륭한 운동으로도 역할을 할 수 있다는 점을 고려한다면 여성이 흉근 운동을 자신의 루틴에 포함시키는 것이 타당하다.

보디웨이트 트레이닝은 흉근 훈련에 아주 적합하며, 필요한 것은 바닥뿐이고 거기서 그저 운동을 하면 된다. 다관절 밀기 운동에서 흉근이 작용하는 것을 느끼는 데 주의를 기울이는 것이 필수적이다. 그렇지 않으면 삼두근과 전삼각근이 일을 떠맡아 흉근의 신경 작용을 빼앗아갈 수 있다. 보디빌더들은 이를 마인드-머슬 커넥션(mind-muscle connection)을 터득하는 것이라고 말하며, 이는 근육 발달을 증진시키기 위해 여러분이 사용할 수 있는 가장 중요한 기법의 하나이다.

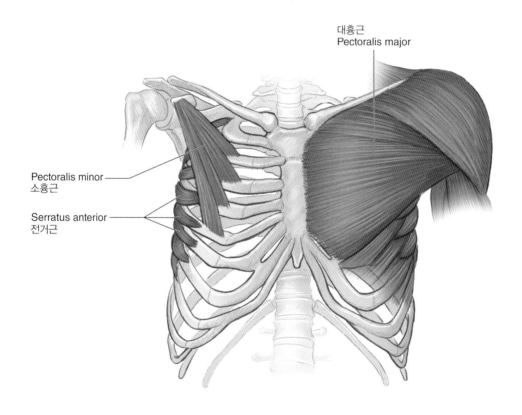

대흉근
Pectoralis major

Pectoralis minor
소흉근

Serratus anterior
전거근

그림 4-1. 가슴의 근육

가슴 근육

대흉근(pectoralis major, 그림 4-1)은 기능상 상부와 하부로 나뉜다. 상부는 주로 쇄골에 부착되어 있기 때문에 쇄골두(calvicular head)라고 하는 반면, 하부는 주로 흉골에 부착되어 있기 때문에 흉골두(sternal head)라고 한다. 좀 더 정확히 말하자면, 흉근은 기능상 6개 부위로 이루어져 있고 이들 부위는 당기는 라인에 따라 독특하게 동원된다고 연구자들은 밝혔다. 대흉근은 어깨관절의 수평 내전근(볼을 사이드 암으로 던질 때 사용됨), 내전근(케이블 크로스오버에서 사용됨) 및 내회전근(팔씨름에서 사용됨)으로 기능한다.

소흉근(pectoralis minor)은 대흉근 밑에 있는 작은 근육으로 견갑골의 전인(protraction, 앞쪽으로 내밀기), 하방 회전(downward rotation) 및 하강(depression)을 일으킨다. 이 근육은 딥과 같은 운동에서 안정화 기능을 하면서 훈련된다. 소흉근은 흔히 긴장되어 있으며, 이는 머리 위로 밀기 동작에서 자세를 변경시키고 견갑골의 적절한 기능을 제한할 수 있다. 이러한 이유로 흉근 스트레칭을 규칙적으로 수행하는 것이 좋다.

가슴 운동

흉근을 최대로 발달시키기 위해서는 다양한 가슴 운동을 하는 것이 타당한데, 상부나 하부의 발달에 더 적합한 운동들이 있기 때문이다. 안쪽 및 바깥쪽 흉근 부위를 발달시키는 것도 가능하나, 이는 연구로 확증되지 않은 상태이다. 윤곽이 뚜렷한 흉근을 추구하는 여성은 싱부 흉근의 반담에 집중해야 하는데, 여성의 신체에서는 이 부위가 하부 흉근보다 더 눈에 띄기 때문이다. 많은 남성은 벤치 프레스와 푸시업을 빈번히 수행함으로써 하부 흉근을 충분히 발달시키므로, 균형 잡힌 운동능력을 위해서는 상부 흉근의 발달에 집중해야 한다.

푸시업은 가장 인기 있는 보디웨이트 운동이고 분명 가장 흔한 보디웨이트 가슴 운동임에 틀림없지만, 지속적인 결과를 위해서는 더 어려운 응용운동으로 진행하는 것이 중요하다. 수십 가지 유형의 푸시업이 있으며, 나는 독자들이 목표를 성취할 수 있도록 가장 효과적인 푸시업 응용운동을 이 책에 포함시켰다.

더욱이 처음부터 푸시업을 수행하는 적절한 방법을 배우는 것이 중요한데, 운동하는 대다수의 사람이 이 운동을 부정확하게 수행하기 때문이다. 나는 내가 푸시업을 하기 시작했을 때를 뚜렷이 기억한다. 15세였고 간신히 6회 반복으로 3세트를 해낼 수 있었다. 내 자세도 당시에는 수준 이하였다고 확신한다. 다행히도 나는 운동을 지속하였고 포기하지 않았다. 그 덕분에 오늘날 나는 60회 연속 푸시업을 할 수 있다. 푸시업의 수행으로 얻는 훌륭한 부대효과는 그에 따라오는 중심부 안정성이다.

흉근도 많은 스포츠 동작에 관여한다. 미식축구나 스모에서처럼 상대를 앞쪽으로 미는 동작은 흉근에 상당히 의존한다. 권투의 잽이나 라이트 크로스에서처럼 스트레이트 펀치는 흉근을 동원하며, 훅이나 어퍼컷처럼 호를 그리는 펀치도 마찬가지이다. 테니스, 배구, 라켓볼과 핸드볼에서 서브, 포핸드 스트로크와 스파이크처럼 머리 위로 그리고 몸을 가로질러 스윙하는 동작을 포함한 동작들은 흉근을 동원한다. 야구와 미식축구에서 던지기 동작도 마찬가지이다. 투포환 선수와 원반던지기 선수가 기구를 최대의 거리로 던지기 위해서는 흉근이 강해야 한다. 종합격투기에서는 흉근에 의존해 타격, 클린치, 테이크다운(잡아 넘기기)과 그래플링을 한다. 체조선수와 수영선수는 다양한 동작 및 스트로크를 위해 강한 흉근을 요한다. 육상선수도 강한 상체가 스피드를 증가시킬 수 있기 때문에 흉근을 훈련시킨다.

일부 근력 훈련 코치는 바벨 벤치 프레스보다 다양한 형태의 푸시업 운동을 선호하는데, 더 안전하고 보다 자연스런 동작 패턴이라고 생각하기 때문이다. 많은 코치가 동작에서 견갑골 안정근이 요구되어 강하고 건강한 어깨와 부상에 대한 안전장치를 만든다고 생각한다. 또한 푸시업은 군사훈련의 기본운동이기도 하다. 체조선수들은 결코 벤치 프레스를 하지 않는다는 사실에도 불구하고 흔히 자기 체중의 2배로 벤치 프레스를 할 수 있는데, 빈번한 푸시업 및 딥 운동과 혹독한 시합 연습을 통해 상체가 매우 강하게 발달되어 있기 때문이다. 최적의 스포츠 경기력 훈련에서 폭발적인 밀기 운동은 박수 치며 푸시업처럼 반복적이고 폭발적인 동작으로 이루어지는 플라이오메트릭(plyometric) 응용운동에 도움이 되는 푸시업 운동을 통해 수행하기 쉽다.

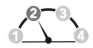

푸시업(Push-Up)

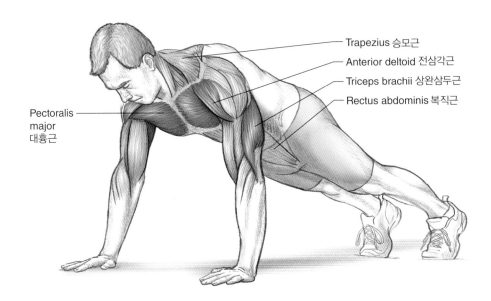

Trapezius 승모근
Anterior deltoid 전삼각근
Triceps brachii 상완삼두근
Rectus abdominis 복직근

Pectoralis major 대흉근

운동

1. 양손을 어깨너비보다 약간 더 넓게 벌리고 양발을 가까이 모은 채, 몸을 발뒤꿈치에서 머리까지 일직선으로 유지한다.
2. 팔이 몸과 45도의 각도를 이루도록 하고, 손을 팔꿈치 바로 아래에 위치시키고, 둔근과 복근을 수축시키고, 전신을 긴장시킨 채, 몸을 내려 가슴이 지면과 닿도록 한다.
3. 동작을 역순으로 밟아 몸을 올려 팔꿈치가 펴져 고정되도록 한다.

관련근육

주동근육: 대흉근, 상완삼두근, 전삼각근
이차근육: 전거근, 승모근, 복직근

운동지침

이두근 다음으로 대흉근은 푸시업과 벤치 프레스에 대한 집착에서 증명되듯이 남성이 발달시키기를 가장 원하는 근육이다. 푸시업은 상체 근력 및 파워를 기르며, 이는 펀치 및 푸싱 파워로 이행한다.

세트 내내 중심부를 동원하고 가능한 한 팽팽하게 둔근을 조인 상태를 유지함으로써 이를 전신 운동으로 만든다. 많은 사람이 엉덩이가 처지도록 하고, 양 팔꿈치를 너무 벌리며, 완전한 운동범위로 움직이지 못한다. 둔근과 복근을 동원하면 엉덩이가 처지지 않을 것이다. 어깨관절의 건강을 극대화하기 위해 팔이 몸과 45도의 각도를 이루고(외전된 자세) 전완과 손이 팔꿈치 바로 아래에 놓이도록 한다. 아래를 내려다보아 목을 중립 자세로 유지한다. 정확한 수행을 위해 몸을 천천히 내리고 천천히 올린다. 그러면 어깨 안정근도 강화해 향후 수년간 어깨를 건강하게 유지할 수 있다.

응용운동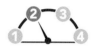

무릎 대고 푸시업(Short-Lever Push-Up)

무릎 대고 푸시업은 일반 푸시업보다 체중을 약 20% 덜 사용해 운동이 더 쉽기 때문에 초보자에게 좋은 응용운동이다. 무릎을 대고 푸시업을 수행하면서 팔을 몸으로 밀어붙이고 몸을 편 상태를 유지한다.

응용운동

양팔 넓혀 푸시업(Wide-Width Push-Up)

양팔 넓혀 푸시업은 흉근을 표적으로 하는 방식이 일반 푸시업과는 다르다. 이 운동을 하기 위해서는 표준형에 비해 양손을 바닥에 보다 더 넓게 두어야 한다.

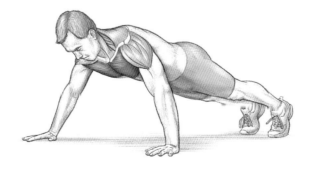

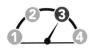

몸 올려 푸시업(Elevated Push-Up)

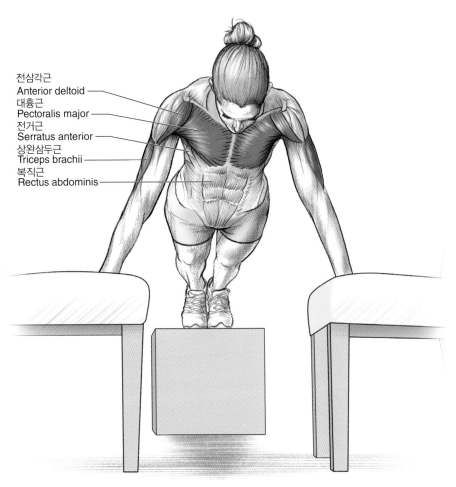

전삼각근
Anterior deltoid
대흉근
Pectoralis major
전거근
Serratus anterior
상완삼두근
Triceps brachii
복직근
Rectus abdominis

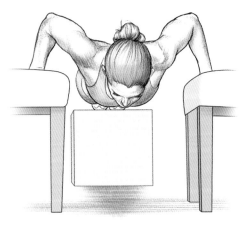

 안전수칙
이 운동을 위해서는 매우 견고하고 지면
에 확고히 자리한 받침 가구를 사용한다.

운동

1. 양발을 소파, 의자 또는 박스 위에 올려놓고 양손을 어깨너비보다 약간 더 넓게 벌려놓은 2개의 의자 위에 얹는다. 1개의 웨이트 벤치 및 2개의 견고한 박스와 같은 물건을 사용할 수도 있다.
2. 몸을 일직선으로 그리고 둔근을 팽팽하게 유지하면서, 몸을 내려 흉근의 신장을 느끼도록 한다.
3. 동작을 역순으로 밟아 몸을 밀어 올려 팔꿈치가 펴져 고정되도록 한다.

관련근육

주동근육: 대흉근, 상완삼두근, 전삼각근
이차근육: 전거근, 승모근, 복직근

운동지침

몸 올려 푸시업은 푸시업의 상급 응용운동으로 어깨관절의 운동범위를 증가시켜 준다. 이는 근육을 더 많이 활성화하고 궁극적으로 근육량을 증가시킨다. 어깨관절을 악화시키지 않도록 보통의 푸시업에서 하는 경우보다 몇 센티미터만 더 깊이 내려간다. 전완은 바닥과 수직을 유지하고 양손은 중간 너비로 두어야 한다.

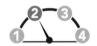

응용운동

몸 올려 무릎 대고 푸시업(Short-Lever Elevated Push-Up)
몸 올려 푸시업에서 추가로 제공되는 운동범위를 활용하고 싶지만 이 운동을 수행할 만큼 그리 강하지 않은 사람들은 몸 올려 무릎 대고 푸시업을 이용할 수 있다. 이 응용운동은 소파 또는 의자 위에 발이 아니라 무릎을 대고 수행한다.

몸통 올려 푸시업
(Torso-Elevated Push-Up)

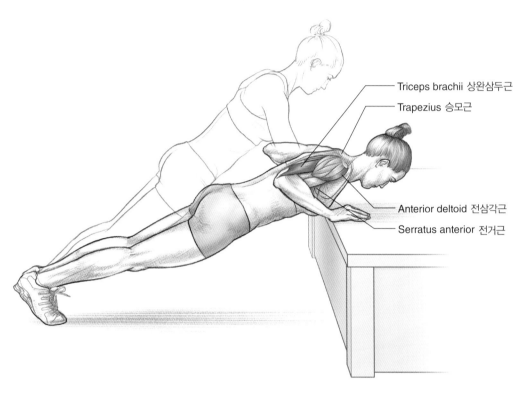

Triceps brachii 상완삼두근

Trapezius 승모근

Anterior deltoid 전삼각근

Serratus anterior 전거근

운동

1. 양손을 견고한 의자 또는 탁자 위에 어깨너비보다 약간 더 넓게 벌려 얹고 양발을 지면에서 가까이 모은다.
2. 둔근을 수축시키고 몸을 일직선으로 한 상태를 유지하면서, 몸을 내려 가슴이 의자 또는 탁자에 닿도록 한다.
3. 동작을 역순으로 밟아 몸을 올려 팔꿈치가 펴져 고정되도록 한다.

관련근육

주동근육: 대흉근, 상완삼두근, 전삼각근
이차근육: 전거근, 승모근, 복직근

운동지침

이 운동은 중심부의 적절한 활성화를 통해 동작을 수행하도록 해주고 몸을 길게 편 상태로 유지하는 데 익숙해지도록 해주기 때문에 훌륭한 초급 응용운동이다. 진전을 이루면서는 더 낮은 탁자 또는 의자로 운동을 수행하여 몸을 지면으로 더 가까이 가져간다. 그러면 결국에는 바닥에서 푸시업을 수행할 수 있을 것이다.

응용운동

양발 올려 푸시업(Feet-Elevated Push-Up)

양발 올려 푸시업은 상급 흉근 운동으로, 체중을 더 많이 사용하고 몸의 각도를 변화시켜 운동이 인클라인 프레스(incline press)와 보다 비슷하므로 상부 흉근을 더 많이 활성화한다. 효과를 극대화하기 위해서는 깊이 내려가야 하지만, 동작의 바닥에서 너무 위를 올려다보아 목이 과신전되지 않도록 한다.

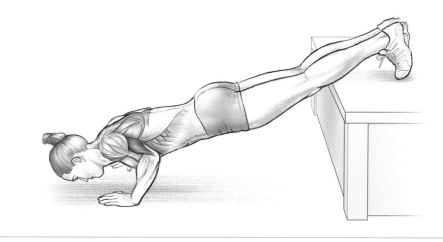

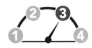

좌우로 푸시업(Side-to-Side Push-Up)

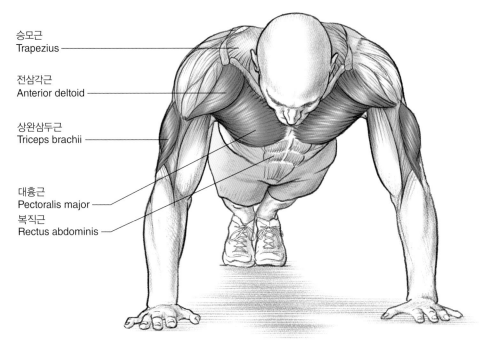

승모근
Trapezius

전삼각근
Anterior deltoid

상완삼두근
Triceps brachii

대흉근
Pectoralis major
복직근
Rectus abdominis

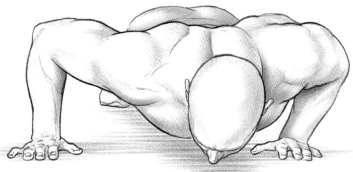

좌측으로 내려가기

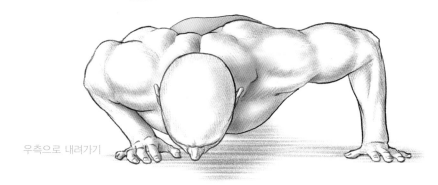

우측으로 내려가기

운동

1. 양발을 가까이 모으고, 발가락을 지면에 대며, 양손을 어깨 아래에 둔 채, 표준 푸시업 자세로 시작한다.
2. 푸시업으로 내려가면서 몸을 한쪽으로 기울여, 기울이는 쪽에 더 많은 부하를 가한다.
3. 몸을 밀어 올려 팔꿈치가 펴져 고정되도록 하고 다른 쪽으로 교대한다.

관련근육

주동근육: 대흉근, 상완삼두근, 전삼각근
이차근육: 전거근, 승모근, 복직근

운동지침

좌우로 푸시업은 표적으로 하는 쪽에 더 많은 부하를 가하는 상급 응용운동이다. 표적으로 하는 쪽은 부하의 65% 정도를 받지만 다른 쪽은 35% 정도를 받게 된다. 더욱이 이 응용운동은 운동 내내 적절한 체위를 유지하기가 어렵기 때문에 힘들긴 하지만 중심부 운동이 된다. 세트 중에 척추의 과도한 측면 및 회전 움직임에 저항하도록 한다.

응용운동

슬라이딩 좌우로 푸시업(Sliding Side-to-Side Push-Up)
카펫에서 2개의 종이접시를 사용하면 슬라이딩 좌우로 푸시업을 수행할 수 있다. (아울러 시중의 미끄러지는 운동용 원반 또는 매끈한 바닥이라면 작은 손 타월을 사용해도 된다.) 이는 매우 어려운 어깨 및 중심부 운동이다. 손을 교대하며, 한쪽 팔로 푸시업을 수행하면서 다른 손을 몸의 앞쪽으로 밀어 올린다. 중심부를 제어해 과도한 흔들림 및 비틀림을 방지한다.

한팔 푸시업(One-Arm Push-Up)

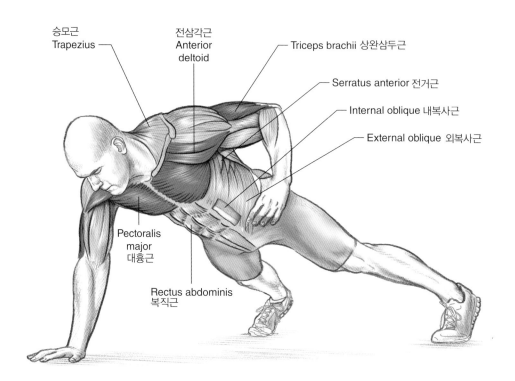

승모근
Trapezius

전삼각근
Anterior
deltoid

Triceps brachii 상완삼두근

Serratus anterior 전거근

Internal oblique 내복사근

External oblique 외복사근

Pectoralis
major
대흉근

Rectus abdominis
복직근

운동

1. 정상보다 더 넓은 스탠스를 취한다. 한쪽 팔로 지면을 짚고 노는 팔로 다리의 외측 상부를 잡는다.

2. 지면을 짚은 팔을 몸통 가까이 밀어붙인 상태를 유지하면서 몸을 내리되, 몸을 펴고, 중심부를 긴장시키며, 엉덩이를 수평으로 한 상태를 유지한다.

3. 과도한 측면 및 비틀림 동작을 방지하면서 몸을 들어 올려 팔이 펴져 고정되도록 한다.

관련근육

주동근육: 대흉근, 상완삼두근, 전삼각근

이차근육: 전거근, 승모근, 복직근, 내복사근, 외복사근

운동지침

한팔 푸시업은 이 책에 포함된 가장 어려운 푸시업 응용운동이다. 이 운동은 매우 어렵다. 무릎을 대고 하는 지렛대 단축 자세 또는 한쪽 손을 견고한 탁자나 의자에 얹고 하는 몸통 올린 자세로 시작해 이 운동의 수행에 서서히 익숙해지도록 한다. 또한 몸을 바닥에서 적절히 밀어 올릴 수 있을 때까지 절제된 동작으로 천천히 몸을 내려 내리는 동작에 집중하는 네거티브 푸시업(negative push-up)을 할 수도 있다. 강한 중심부 수축을 통해 좌우 및 회전 움직임을 제어한다.

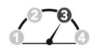

응용운동

자기보조 한팔 푸시업(Self-Assisted One-Arm Push-Up)

앞의 푸시업을 위한 준비로 한쪽 손을 견고한 의자, 웨이트 벤치, 또는 계단 위에 얹고 손을 지면에 댄 다른 쪽 팔에 의존해 하는 자기보조 한팔 푸시업을 할 수 있다. 의자 또는 벤치에 얹은 손은 최소한의 저항을 제공하여 반복을 해내도록 돕는다. 이는 효과적인 운동으로 양팔 푸시업과 한팔 푸시업 사이에서 유용한 중간 운동 역할을 한다.

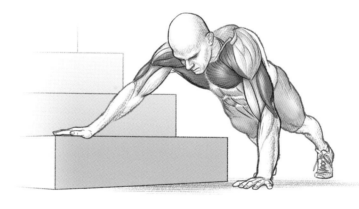

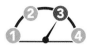

박수치며 푸시업(Clapping Push-Up)

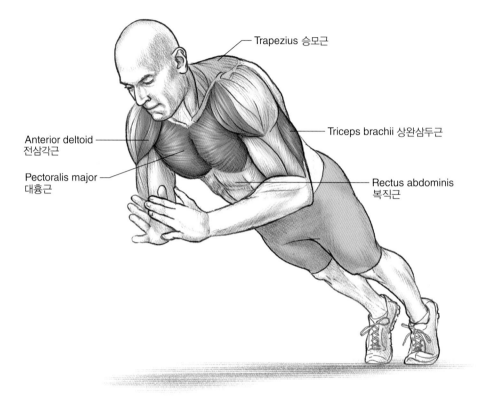

Trapezius 승모근

Triceps brachii 상완삼두근

Anterior deltoid
전삼각근

Pectoralis major
대흉근

Rectus abdominis
복직근

운동

1. 양발을 가까이 모으고 양손을 어깨너비보다 약간 더 넓게 벌린 채, 표준 푸시업 자세로 시작한다.
2. 몸을 내린 다음 가능한 한 힘차게 위쪽으로 추진하되, 양발은 지면에 유지한다.
3. 공중에서 박수를 친 다음 표준 푸시업 자세로 몸을 받친다.

관련근육

주동근육: 대흉근, 상완삼두근, 전삼각근
이차근육: 전거근, 승모근, 복직근

운동지침

박수치며 푸시업은 훌륭한 상체 플라이오메트릭(plyometric) 운동으로 어깨, 가슴과 삼두근에서 파워와 탄력적인 근력을 길러준다. 이는 권투와 같은 격투기 스포츠 그리고 미식축구처럼 상대를 앞쪽으로 미는 스포츠에 중요하다. 세트가 진행되면서 반복의 질이 떨어지지 않도록 한다. 좋은 자세를 유지하고, 세트 당 반복 횟수를 6회 이내로 지키고 파워 생성의 극대화에 집중해 탄탄한 동작을 유지하도록 한다.

응용운동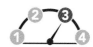

무릎 대고 박수치며 푸시업(Knee Clapping Push-Up)
박수치며 푸시업이 힘든 사람들은 무릎 대고 박수치며 푸시업이 더 쉬울 것이다. 이 응용운동은 지렛대를 단축해 발 대신 무릎을 대고 운동을 하므로 운동을 더 쉽게 한다. 그러나 이 응용운동을 표준 박수치며 푸시업보다 덜 효과적이라고 치부해서는 안 된다. 이 운동에서는 체중을 덜 사용하므로 몸을 더 높이 밀어 올릴 수 있다. 일부 사람은 자신의 몸을 다시 높이 무릎 꿇은 자세로 밀어 올릴 정도로 강력하다.

응용운동

박수치며 전신 푸시업(Whole-Body Clapping Push-Up)

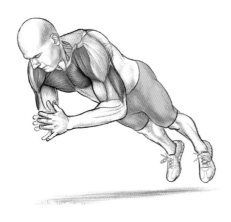

박수치며 전신 푸시업은 대단한 상체 폭발력과 중심부 근력을 요하기 때문에 푸시업에서 가장 상급에 속하는 응용운동이다. 목표는 전신을 지면에서 추진할 정도의 파워로 몸을 튀겨 올리는 것이다. 최대의 높이를 목표로 하고 세트 내내 반복의 질을 유지한다. 양발이 먼저 지면에 닿은 다음 상체의 미는 근육의 신장성 수축을 통해 충격을 흡수함으로써 적절히 착지한다.

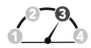

체스트 딥(Chest Dip)

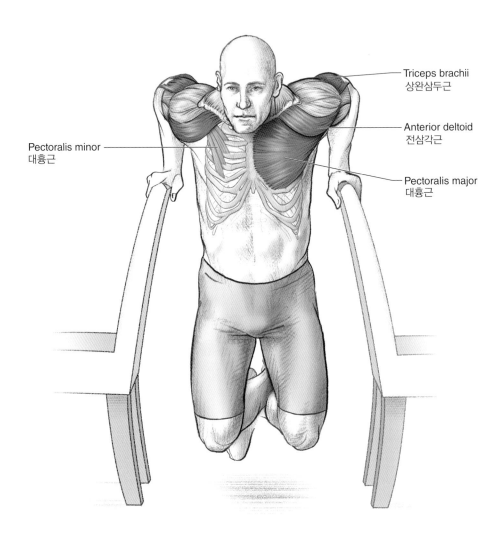

Triceps brachii
상완삼두근

Anterior deltoid
전삼각근

Pectoralis major
대흉근

Pectoralis minor
대흉근

 안전수칙
매우 견고한 지지 가구 또는 가용하다면 평행봉을 사용한다.

운동

1. 양손을 2개 의자의 등받이 위에 얹고 무릎을 구부려 발이 지면에서 떨어지도록 한 채 시작한다. 의자 대신에 가용하다면 평행봉 또는 체스트 딥 바를 사용한다.
2. 전완을 비교적 수직으로 유지한 채, 몸을 내려 흉근이 크게 신장되는 것을 느낀다. 몸을 약간 앞쪽으로 기울인다.
3. 동작을 역순으로 밟아 팔이 펴져 고정되도록 한다.

관련근육

주동근육: 대흉근, 상완삼두근, 전삼각근
이차근육: 소흉근, 능형근, 견갑거근

운동지침

체스트 딥은 특히 체격이 큰 사람들에게 상당한 상체 근력을 요하는 상급 흉근 운동이다. 대부분의 사람이 이 운동에서 완전한 운동범위로 움직이지 못하므로 최적의 운동을 해내지 못한다. 전완을 바닥과 수직으로 유지하면서 몸통을 앞쪽으로 기울이면 흉근에 긴장이 가해지고 팔꿈치의 부담이 덜해진다. 팔꿈치를 몸으로 밀어붙인 상태를 유지하고 바깥쪽으로 펼쳐지지 않도록 한다. 깊이 내려가되 너무 깊이 내려가 어깨관절을 악화시키지 않도록 한다. 동작의 꼭대기에서 삼두근을 사용하여 팔꿈치를 펴서 고정시킨다.

슬라이딩 플라이(Sliding Fly)

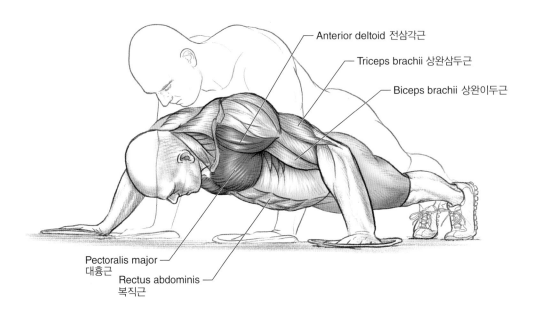

Anterior deltoid 전삼각근

Triceps brachii 상완삼두근

Biceps brachii 상완이두근

Pectoralis major
대흉근

Rectus abdominis
복직근

운동

1. 양손을 종이접시에 올려놓고 약간 바깥으로 펼친 채 표준 푸시업 자세로 시작한다. 종이접시 대신에 시중의 미끄러지는 운동용 원반 또는 매끈한 바닥이라면 작은 손 타월을 사용해도 된다.
2. 양팔을 몸에서 반대쪽으로 밀어내면서 몸을 내려 가슴이 바닥에 닿도록 한다.
3. 몸을 밀어 올려 시작 자세로 되돌아간다.

관련근육

주동근육: 대흉근, 전삼각근
이차근육: 상완이두근, 상완삼두근, 복직근

운동지침

슬라이딩 플라이는 흉근을 표적으로 하는 데 아주 좋은 운동이다. 이 운동은 상급에 속하므로 먼저 절제된 동작으로 천천히 몸을 내리는 네거티브(negative, 신장성) 부분에 집중하는 운동을 해야 할지도 모른다. 이러한 경우에는 발을 대고 네거티브 부분을 수행한 다음 무릎을 꿇고 몸을 올리는 포지티브 (positive, 단축성) 부분을 수행할 수 있다. 그런 다음 무릎을 펴고 발로 전체 반복을 완료할 수 있을 때까지 수행한다. 흉근을 신장시키고 몸을 일직선으로 유지하도록 한다. 이 운동이 뚝뚝 끊기는 것이 아니라 유연하게 미끄러지는 동작이 되도록 한다.

응용운동

무릎 대고 슬라이딩 플라이(Short-Lever Sliding Fly)
앞의 운동을 배우는 또 다른 방법은 발 대신 무릎을 대고 운동을 수행하는 것이다. 이렇게 훈련한 후 표준 자세로 발전시켜 익숙해진다면 처음부터 좋은 자세를 만들 수 있을 것이다.

CHAPTER 5
중심부
CORE

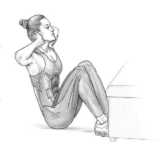

중심부 훈련은 지난 10년에 걸쳐 점점 더 인기를 끄는 활동이 되었는데, 거기에는 충분한 이유가 있다. 건강한 중심부 기능은 동작 효율성과 관절 건강에 중요하며, 부상 방지는 말할 것도 없다. 물론 당신의 외형에도 뚜렷한 영향을 미친다(요컨대, 누가 식스팩 복근을 탐내지 않으랴?).

　최적의 중심부 훈련 프로그램을 구성하려면 다음과 같은 3가지 기본 요소가 필요하다: 1) 중심부 주변의 근육과 중심부가 수행하는 관절 작용에 대한 이해, 2) 적절한 운동 자세 및 운동량 처방에 대한 지식, 그리고 3) 구조적 균형, 근력과 중심부 안정성을 극대화하기 위해 이 모두를 결합하는 지혜. 따라서 그간 체력 관리 전문가들이 중심부 프로그램의 구성에 접근하는 방법에 변화가 있었다. 그들은 싯업에서 크런치 및 플랭크로 옮겨갔고 이제는 운동하는 사람의 목표와 능력에 따라 모든 유형의 중심부 훈련이 유익할 수 있다는 점을 깨닫고 있다. 다행히도 회사들이 쓰기 좋은 복근 운동기구를 홍보하는 해설식 광고를 통해 떼돈을 벌고 있다는 사실에도 불구하고, 연구에 따르면 훌륭한 중심부 운동을 해내기 위해 필요한 것은 자신의 몸과 누울 바닥뿐이라는 점이 일관되게 밝혀지고 있다. 대부분의 해설식 광고 제품은 근육 활성화 면에서 보디웨이트 운동은 능가하지 못할 뿐만 아니라 일반적으로 조잡하고 사용하기 어색하다.

중심부 근육

중심부의 정의는 다소 모호하다. 5명의 개인 트레이너에게 무엇이 중심부를 이루느냐고 물어보면 5가지 서로 다른 대답을 얻을지도 모른다. 대부분이 거기에는 요추, 골반과 고관절이 포함된다는 점에 동의할 것이지만, 구체적인 관련 근육에 대해서는 합의가 거의 없다. 일부는 무릎과 어깨 사이의 모든 근육을 망라한다고 말하는 반면, 다른 일부는 중심부는 흉곽과 골반 사이의 근육으로 제한된다고 생각한다. 이렇듯 중심부의 근육을 결정하는 것은 복잡한 과정이다.

나는 중심부를 안쪽 및 바깥쪽 근육으로 분류한다. 바깥쪽 중심부 근육에는 복직근(rectus abdominis), 내/외 복사근(internal and external obliques), 척추기립근(erector spinae), 대둔근(gluteus maximus), 광배근(latissimus dorsi), 요방형근(quadratus lumborum), 요근(psoas) 등 큰 근육들이 있다(그림 5-1 및 5-2). 이들 근육은 주로 움직임을 일으키거나 움직임에 저항한다. 반면 안쪽 중심부 근육은 실린더를 형성해 사지의 움직임 바로 전과 중에 수축하여 복압을 제공함으로써 척추를 보호한다. 안쪽 중심부 근육은 주로 뒤쪽의 다열근(multifidus), 앞쪽과 옆쪽의 복횡근(transversus abdominis), 위쪽 꼭대기의 횡격막(diaphragm), 그리고 아래쪽의 골반저근육(pelvic floor muscles)으로 이루어져 있다(그림 5-3 및 5-4).

동적 중심부 운동(척추의 굴곡, 신전, 측면 굴곡 및 회전과 같은 동작을 수반하는 중심부 운동)은 개별 근육을 표적

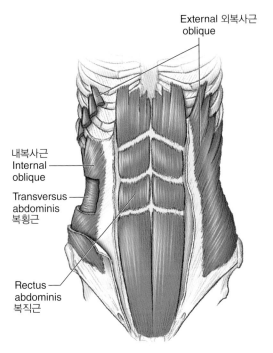

External 외복사근
oblique

내복사근
Internal
oblique

Transversus
abdominis
복횡근

Rectus
abdominis
복직근

그림 5-1. 복직근, 복횡근과 내/외복사근

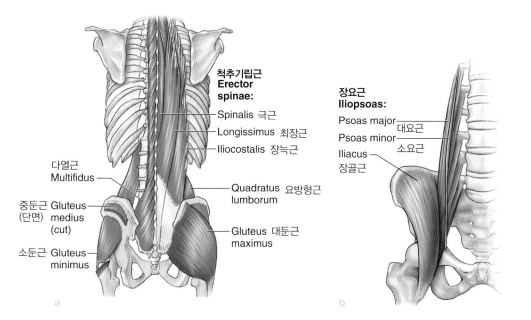

척추기립근
Erector
spinae:

Spinalis 극근
Longissimus 최장근
Iliocostalis 장늑근

다열근
Multifidus

중둔근 Gluteus
(단면) medius
(cut)

소둔근 Gluteus
minimus

Quadratus 요방형근
lumborum

Gluteus 대둔근
maximus

장요근
Iliopsoas:

Psoas major
대요근
Psoas minor
소요근
Iliacus
장골근

a

b

그림 5-2. 몸 (a) 뒤쪽과 (b) 앞쪽의 중심부 근육

Coccygeus
미골근

항문거근 Levator
ani muscles:

장골미골근 Iliococcygeus
치골미골근 Pubococcygeus
치골직장근 Puborectalis

그림 5-4. 골반저근육

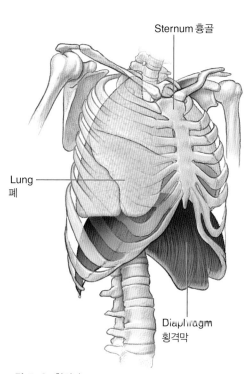

Sternum 흉골

Lung
폐

Diaphragm
횡격막

그림 5-3. 횡격막

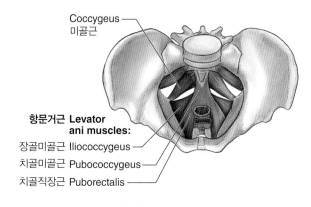

으로 하고 중심부에게 힘을 일으키고 감소시키는 법을 가르치는 데 더 적합하다. 중심부 안정성 운동(척추를 정적[등척성] 자세로 유지하는 중심부 운동)은 몸에게 움직임에 저항하고 안쪽 중심부 근육을 동원하는 법을 가르치는 데 더 적합하다. 두 유형의 운동은 모두 최적의 중심부 기능 및 수행에 중요하다.

중심부의 작용과 동작

척추와 골반은 협력하여 동작을 수행한다. 요추는 굴곡, 신전, 측면 굴곡과 회전을 수행할 수 있는 반면, 골반은 전방, 후방 및 측면 경사와 회전을 수행할 수 있다. 그리고 고관절은 굴곡, 신전, 외전, 내전과 내/외회전을 수행할 수 있다. 이들 동작이 일어나기 위해서는 서로 다른 근육이 기여하여 과제를 수행해야 한다. 이렇듯 활동 중에는 많은 근육이 중심부의 다양한 관절 작용에 다양한 정도로 관여한다.

스포츠에서 중심부는 거의 모든 동작에 크게 관여한다. 힘은 중심부를 통해 하체와 상체 사이에 전달되므로, 중심부 근육은 하나의 분절에서 다음으로 에너지의 전달을 극대화하기 위해 자신의 강직(stiffness)과 타이밍을 조절해야 한다. 약한 중심부는 과도한 움직임을 제어할 수 없으며, 그러면 에너지는 한 분절에서 다음으로 전달되는 대신 샐 수 있다.

척추와 골반은 스포츠 동작에서 다양한 정도로 움직인다. 예를 들어 달리기의 입각기(stance phase)에서 몸이 지지하는 발을 지나갈 때에는 요추가 대개 신전하면서 골반이 전방으로 경사된다. 배트를 스윙하는 것과 같은 회전 동작에서는 앞쪽 엉덩이가 내회전하면서 뒤쪽 엉덩이가 외회전되며, 한쪽 외복사근과 다른 쪽 내복사근이 수축하여 견고한 중심부를 통해 이러한 회전을 보조한다. 엉덩이에서 상지로 에너지가 전달되는 동안 엉덩이와 흉추(등 상부)에서 움직임이 많으면 요추의 회전 정도가 제한된다. 요추는 미식축구와 럭비 같은 충돌 스포츠에서 신전에 저항할 정도로 강해야 한다. 중심부는 전력 질주, 점프, 비틀기, 던지기와 좌우로 커트처럼, 양발이 주로 지면에 닿아 있을 때 일어나는 모든 주요 스포츠 동작에 크게 관여한다. 또한 수영과 같이 기타 스포츠 동작에도 관여한다.

강한 중심부 근육은 자세에도 중요한 역할을 한다. 특히 척추기립근은 흉추 후만증(kyphosis, 곱사등이)을 방지하기 위해 강해야 하며, 복근은 요추 전만증(lordosis, 앞굽음)과 골반의 과도한 전방 경사를 방지할 정도로 강해야 한다. 중심부 근력을 균형 있게 유지하면 격렬하고 폭발적인 동작에서 몸이 힘을 적절히 분배하도록 도와, 척추의 부담을 덜고 요통을 방지한다.

중심부 운동

이 장에는 단축성(concentric) 파워를 통해 움직임을 일으키고, 등척성(isometric) 파워를 통해 움직임에 저항하며, 신장성(eccentric) 파워를 통해 움직임을 흡수하거나 감속하는 능력을 향상시키는 다양한 중심부 운동이 포함되어 있다. 이러한 특성 각각은 스포츠와 기능적 동작에서 중요하다. 이 장은 동적 및 정적(등척성) 운동이 균형을 이루고 있을 뿐만 아니라 움직임의 평면과 방향이란 면에서도 운동이 다양하다. 예를 들어 전두면(frontal plane, 신체를 전후로 나누는 평면) 운동은 측면 동작으로, 시상면(sagittal plane, 신체를 좌우로 나누는 평면) 운동은 전후방 동작으로, 그리고 횡단면(transverse plane, 신체를 상하로 나누는 평면) 운동은 회전 동작으로 이행하는 데 아주 적합하다. 마지막으로, 이 장에는 다양한 능력에 맞추고 잘 발달된 복근 외에 파워, 근력과 근지구력의 발달을 감안하기 위해 초급 및 상급 운동이 균형 있게 포함되어 있다.

　당신은 중심부의 서로 다른 부위에 맞는 운동 테크닉을 이해해야 한다. 엉덩이와 흉추(등 상부)는 가동적이고 효율적으로 움직여야 하나, 당신은 요추 부위에서 척추의 움직임을 제한해야 한다. 예를 들어 크런치와 측면 크런치를 수행할 때에는 등 상부가 가장 많이 움직이면서 등 하부, 즉 요추가 가장 적게 움직여야 한다. 또한 중심부 안정성 운동에서 좋은 자세를 유지하는 것도 필수적이다. 등척성 근력과 지구력을 기르면서 취하는 적절한 체위는 경기장에서의 경기력으로 이행될 것이므로, 중심부 안정성 운동을 할 때에는 자신의 몸이 어떤 모습인지를 알도록 한다.

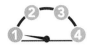

크런치(Crunch)

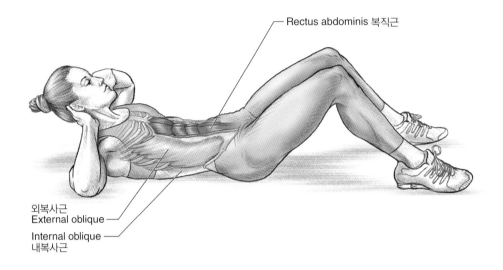

Rectus abdominis 복직근

외복사근
External oblique
Internal oblique
내복사근

운동

1. 바로 누워 무릎을 구부리고, 발을 바닥에 대며, 손을 귀에 둔다.
2. 척추를 굴곡시켜 몸통이 30도 굴곡을 이루도록 하되 대부분의 움직임이 흉추에서 일어나도록 하고, 머리와 목을 적절한 자세로 유지한다.
3. 꼭대기에서 잠시 멈춘 다음 절제된 동작으로 천천히 몸을 내린다.

관련근육

주동근육: 복직근
이차근육: 외복사근, 내복사근

운동지침

크런치는 책들에서 소개하는 가장 기본적인 중심부 운동의 하나이다. 이 운동은 복벽 근육을 표적으로 하고 중심부의 동적 몸통 굴곡 역할을 강화하는데, 이러한 역할은 야구공을 던지거나, 테니스볼을 서브 하거나, 혹은 배구공을 스파이크 하는 것과 같은 스포츠 동작에 중요하다.

크런치에서는 요추의 굴곡을 제한하고 대부분의 움직임을 등 상부에 집중시킨다. 몸통을 전체 몸통 굴곡의 30도로만 올리고 동작의 신장성(내리는) 부분은 물론 꼭대기에서 등척성(몸을 움직임 없이 유지할 때의 정적 고정) 부분도 강조하도록 한다.

응용운동

역 크런치(Reverse Crunch)

표준 크런치는 하부 복직근보다 상부 복직근을 다소 더 잘 표적으로 하지만, 역 크런치에서는 골반의 후방 경사를 수반하기 때문에 적절히 수행하면 하부 복직근과 복사근의 작용을 더 많이 동원할 것이다. 엉덩이를 90도로 굴곡시키고 무릎을 구부린 채 시작한다. 무릎을 머리 쪽으로 당기고 둔부를 지면에서 올린다.

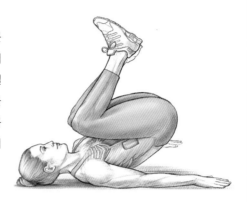

응용운동

측면 크런치(Side Crunch)

측면 크런치에서는 측면으로 자세를 바꾸어 엉덩이를 굴곡시키고 몸통을 몸통 측면 굴곡의 30도 정도로 올린다. 이런 식으로 크런치를 수행하면 복사근을 표적으로 한다.

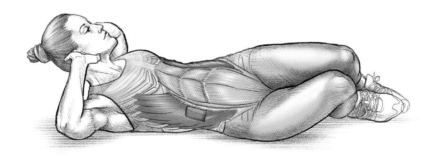

슈퍼맨(Superman)

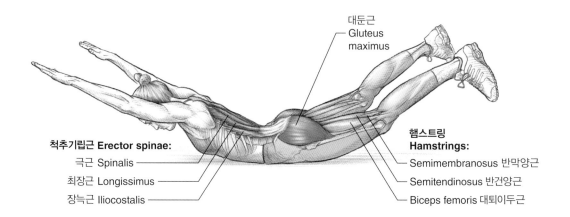

대둔근
Gluteus
maximus

척추기립근 Erector spinae:
극근 Spinalis
최장근 Longissimus
장늑근 Iliocostalis

햄스트링
Hamstrings:
Semimembranosus 반막양근
Semitendinosus 반건양근
Biceps femoris 대퇴이두근

운동

1. 지면에 바로 엎드려 양팔을 몸 앞쪽으로 신장시키고, 손바닥을 아래로 향하게 하며, 무릎을 약간 구부리고 어깨너비로 벌린다.
2. 몸통과 다리를 동시에 지면에서 올리고, 척추만이 아니라 엉덩이를 과신전시킨다. 척추기립근 외에 둔근과 햄스트링을 표적으로 한다.
3. 꼭대기 자세를 잠시 유지한 다음 몸을 내려 시작 자세로 되돌아간다.

관련근육

주동근육: 대둔근, 척추기립근(극근, 최장근, 장늑근)
이차근육: 햄스트링(대퇴이두근, 반건양근, 반막양근)

운동지침

슈퍼맨은 적절히 수행하면 대단한 중심부 운동이다. 많은 사람이 등 하부를 지나치게 신전시키고 척추기립근을 구분 훈련시키려 함으로써 자세가 나쁘다. 이는 이상적이지 않다. 요추 과신전의 정도를 제한하고 대신 둔근과 햄스트링을 조이고 다리를 지면에서 올려 엉덩이를 과신전시키려 하면 운동이 보다 생산적이다. 다리와 몸통을 지면에 대해 약 20도 각도로 들어 올리고 둔근에 상당히 의존한다.

자전거(Bicycle)

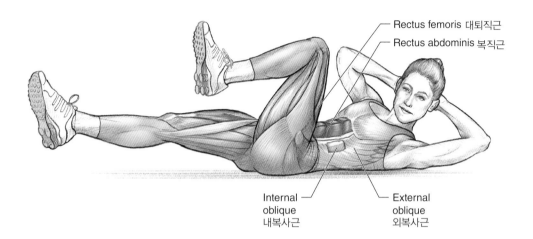

Rectus femoris 대퇴직근
Rectus abdominis 복직근

Internal oblique 내복사근

External oblique 외복사근

운동

1. 바로 누워 엉덩이를 공중에서 90도로 굴곡시킨다.
2. 양손을 귀에 댄 채, 몸통을 지면에서 약 30도 올리고 비틀어 상부 척추를 굴곡시키고 회전시키면서 반대쪽 엉덩이를 굴곡시켜 팔꿈치와 반대쪽 무릎이 서로 닿도록 한다.
3. 동작을 역순으로 밟고 마치 자전거를 타듯이 반대 측으로 비튼다.

관련근육

주동근육: 복직근, 요근, 대퇴직근
이차근육: 내복사근, 외복사근

운동지침

자전거는 효과적인 복근 운동으로 중심부를 몸통 굴곡 및 회전과 엉덩이 굴곡 등 여러 기능으로 단련시킨다. 이 동작은 근력 균형과 근육 협동을 요한다. 동작에 익숙해지면 동작이 중심부 전체를 단련시키는 것을 느낄 것이다. 요추를 너무 많이 움직여서는 안 된다. 견갑골이 바닥에서 들릴 정도로만 일어난다.

앉아 무릎 올리기(Seated Knee-Up)

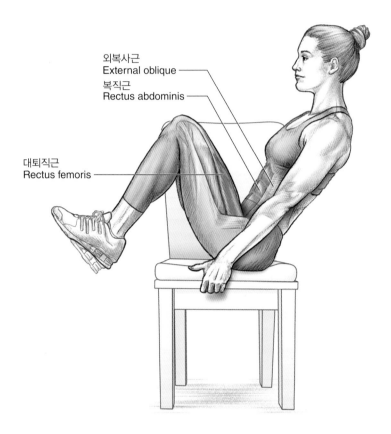

외복사근
External oblique

복직근
Rectus abdominis

대퇴직근
Rectus femoris

운동

1. 의자에 앉아서 몸통을 뒤로 기울이고 의자의 앉는 자리를 붙잡되, 양발을 바닥에 대고, 가슴을 올리며, 머리와 목을 중립 자세로 한 상태를 유지한다.
2. 무릎을 구부린 상태를 유지하면서, 몸통을 앞쪽으로 그리고 다리를 위쪽으로 동시에 움직여 몸통과 넓적다리가 서로를 향해 움직이도록 한다.
3. 몸통과 양발을 시작 자세로 내린다.

관련근육

주동근육: 복직근, 요근, 대퇴직근
이차근육: 내복사근, 외복사근

운동지침

강한 고관절 굴근은 달리기에서 다리를 위쪽으로 추진한다. 고관절 굴곡의 하부 운동범위에서는 대퇴직근이 더 활성적이지만, 고관절 굴곡이 심화되면서는 요근이 더 중요해진다. 앉아 무릎 올리기는 복근과 고관절 굴근을 함께 강화하여 강한 전방 사슬(anterior chain)을 만들도록 돕는다. 가슴을 세우고 머리와 목을 중립 자세로 한 상태를 유지함으로써 운동 내내 좋은 자세를 유지한다.

응용운동

부양 L자 앉기(L-Sit)

부양 L자 앉기는 전신을 지면 위로 띄운 상태에서 90도로 굴곡된 엉덩이 자세를 등척성으로 유지해야 하는 어려운 응용운동이다. 이 상급 응용운동은 기타 운동을 통해 중심부의 근력과 햄스트링의 유연성을 충분히 기른 후 시도할 수 있다. 팔이 비교적 짧을 경우에는 2개의 블록을 옆에 놓고 그 위에 손바닥을 평평하게 얹으면 된다.

무릎 구부려 한다리 내리면서 펴기
(Bent-Knee Single-Leg
Lowering With Extension)

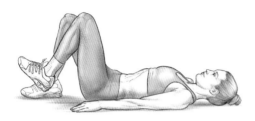

시작 자세

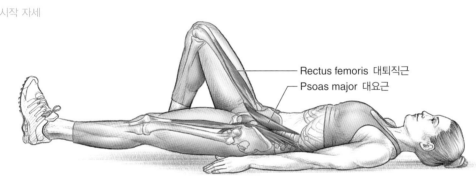

Rectus femoris 대퇴직근
Psoas major 대요근

운동

1. 지면에 바로 눕는다. 양 무릎을 구부린다. 한쪽 발을 지면에 딛고 다른 쪽을 공중으로 들어 올리되, 엉덩이와 무릎을 90도로 굴곡시킨 상태를 유지한다.

2. 구부린 다리를 지면으로 내린다. 이 다리를 지면으로 내리면서 무릎을 펴고, 지면에 닿기 전에 다리를 멈춘다. 요추를 중립 자세로 유지한다.

3. 동작을 역순으로 밟아 시작 자세로 되돌아간다.

관련근육

주동근육: 하부 복직근, 대요근, 대퇴직근
이차근육: 상부 복직근, 내복사근, 외복사근

운동지침

무릎 구부려 한다리 내리면서 펴기는 고관절 굴근과 복근을 강화함으로써 요추와 골반의 안정성을 증가시키는 데 아주 좋은 초급 운동이다. 이 운동은 쉬워 보이나, 적절히 해보면 그렇지 않다는 점을 깨달을 것이다. 많은 사람이 등 하부의 적절한 정렬을 운동 내내 유지하지 못한다. 이러한 유형의 운동에서는 척추를 적절히 안정화하는 법을 배우는 것이 중요하다.

응용운동

죽은 벌레(Dead Bug)

죽은 벌레는 팔과 다리를 대각선으로 움직여야 하는 더 어려운 응용운동이다. 바로 누운 자세에서 엉덩이, 무릎과 어깨를 90도로 굴곡시킨 채 시작한다. 등 하부를 중립 자세로 유지하면서 한쪽 다리와 반대쪽 팔을 동시에 바닥으로 내린다. 이는 보기보다 훨씬 더 어렵다.

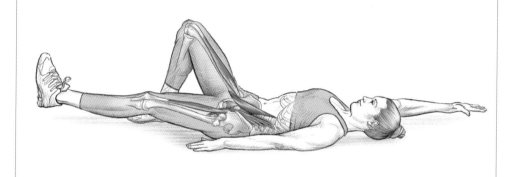

무릎 구부린 채 양다리 내리기
(Double-Leg Lowering
With Bent Knees)

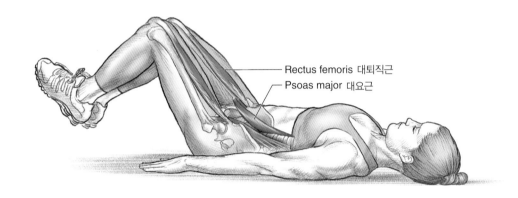

Rectus femoris 대퇴직근
Psoas major 대요근

운동

1. 바로 누워 손바닥을 아래로 향하게 하고, 목을 중립 자세로 두며, 엉덩이와 무릎을 90도로 굴곡시킨다.
2. 무릎을 구부린 상태를 유지하면서, 신장성 고관절 신전을 통해 양발을 바닥으로 천천히 내린다. 등 하부가 평평해지지 않도록 한다.
3. 동작을 역순으로 밟아 시작 자세로 되돌아간다.

관련근육

주동근육: 하부 복직근, 대요근, 대퇴직근
이차근육: 상부 복직근, 내복사근, 외복사근

운동지침

무릎 구부린 채 양다리 내리기는 또 하나의 중심부 안정성 운동으로 요추를 중립 자세로 유지하면서 엉덩이를 굴곡시키고 신전시켜야 한다. 운동 중에 요추가 지나치게 아치를 이루고 골반이 전방으로 경사될 것이나, 이러한 움직임에 저항해야 하고 척추에게 강한 신전 토크 하에 안정된 상태를 유지하는 법을 가르쳐야 한다. 이 운동을 천천히 절제된 동작으로 하면 올바른 근육이 작용하는 것을 느낄 수 있을 것이다.

응용운동

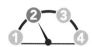

누워 편 다리 올리기(Lying Straight-Leg Raise)

누워 편 다리 올리기는 양다리 내리기 운동의 상급 응
용운동이다. 대부분의 사람이 이 운동을 부정확하게
수행한다. 이 운동에서는 좋은 자세를 유지하고 다리
를 천천히 절제된 동작으로 내려야 한다.

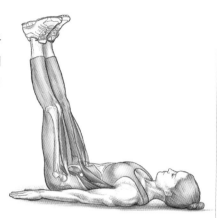

응용운동

드래곤 플래그(Dragon Flag)

드래곤 플래그는 아주 상급에 속하는 응용운동이다. 이 운동을 시도하기 전에 보다 쉬운 운동으
로 준비하도록 한다. 바로 누워 뒤로 있는 봉이나 안정적인 의자의 바닥과 같은 것을 잡는다. 어
깨 상부를 중심으로 전신을 들어 올려 회전시키되, 몸을 일직선으로 유지하고 좋은 자세와 중심
부 수축을 유지한다.

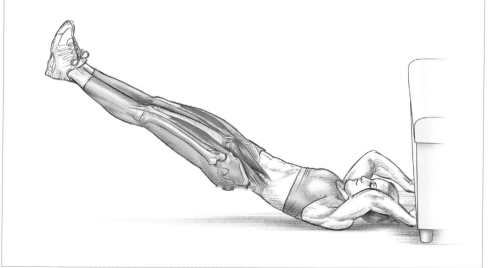

다리 구부려 싯업(Bent-Leg Sit-Up)

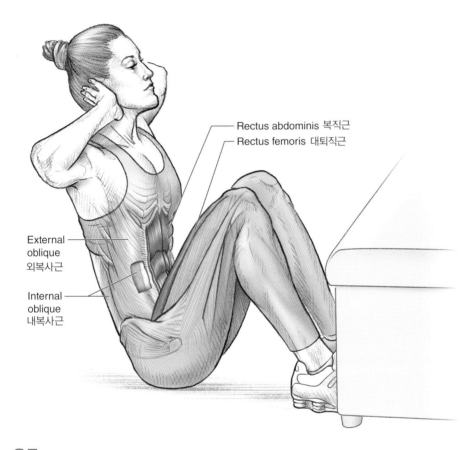

Rectus abdominis 복직근
Rectus femoris 대퇴직근

External
oblique
외복사근

Internal
oblique
내복사근

운동

1. 바로 누워 엉덩이를 45도 그리고 무릎을 90도 구부린다.

2. 양손을 귀에 댄 채, 엉덩이와 등 상부를 굴곡시키면서 요추는 약간만 움직인다.

3. 시작 자세로 되돌아간다.

관련근육

주동근육: 복직근, 요근, 대퇴직근

이차근육: 내복사근, 외복사근

운동지침

다리 구부려 싯업은 대표적인 중심부 운동이지만 많은 사람이 이 운동에서 요추를 너무 많이 굴곡시켜 득보다는 실을 본다. 엉덩이와 등 상부를 구부리고 요추의 운동범위를 제한함으로써 운동 내내 적절한 요추 자세를 유지한다. 양발을 소파 혹은 뭔가 무거운 것 밑에 걸면 엉덩이에서 토크가 더 많이 생성될 수 있다. 100회의 반복을 폭발적으로 서둘러 해내기보다는 운동을 절제된 동작으로 수행하고 동작의 네거티브 부분(내리는 부분)을 강조한다.

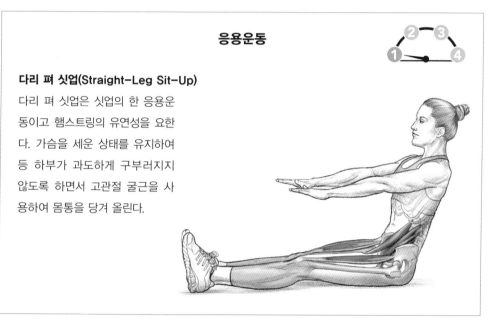

응용운동

다리 펴 싯업(Straight-Leg Sit-Up)

다리 펴 싯업은 싯업의 한 응용운동이고 햄스트링의 유연성을 요한다. 가슴을 세운 상태를 유지하여 등 하부가 과도하게 구부러지지 않도록 하면서 고관절 굴근을 사용하여 몸통을 당겨 올린다.

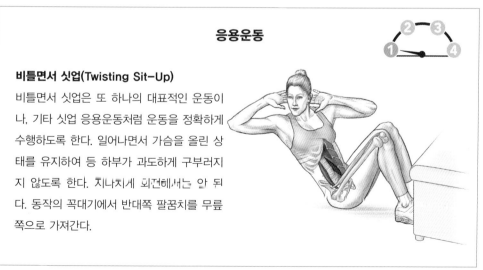

응용운동

비틀면서 싯업(Twisting Sit-Up)

비틀면서 싯업은 또 하나의 대표적인 운동이나, 기타 싯업 응용운동처럼 운동을 정확하게 수행하도록 한다. 일어나면서 가슴을 올린 상태를 유지하여 등 하부가 과도하게 구부러지지 않도록 한다. 지나치게 회전해서는 안 되다. 동작의 꼭대기에서 반대쪽 팔꿈치를 무릎 쪽으로 가져간다.

전면 플랭크(Front Plank)

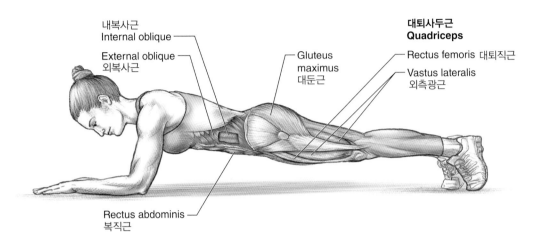

내복사근
Internal oblique

External oblique
외복사근

Gluteus
maximus
대둔근

대퇴사두근
Quadriceps

Rectus femoris 대퇴직근

Vastus lateralis
외측광근

Rectus abdominis
복직근

운동

1. 엎드린 자세에서 양발과 전완만을 지면에 대어 몸을 지지함으로써 기둥 또는 교각 자세를 취한다.
2. 팔꿈치를 어깨 바로 아래에 위치시키고, 양손을 바닥에 평평하게 대거나 서로 잡으며, 머리가 아래를 내려다보는 상태에서 몸을 일직선으로 유지하면서, 대퇴사두근과 둔근을 강하게 수축시킨다.
3. 한동안 자세를 유지한다. 자신의 체력 수준에 따라 30초~3분 동안 자세를 유지한다.

관련근육

주동근육: 복직근, 내복사근, 외복사근
이차근육: 대둔근, 대퇴사두근(대퇴직근, 외측광근, 내측광근, 중간광근)

운동지침

전면 플랭크는 가장 기본적인 중심부 안정성 운동이다. 불행히도 이 운동은 흔히 부적절하게 수행된다. 대퇴사두근을 수축시켜 무릎을 편다. 몸을 일직선으로 유지한다. 많은 사람이 엉덩이를 처지게 하거나 활처럼 위로 구부러지게 하여 거꾸로 V자 자세를 취한다. 아래를 내려다보아 목의 과신전을 피한다. 마지막으로, 둔근을 조여 골반이 후방으로 경사되게 한다. 그러면 둔근, 복근과 복사근에게 운동이 한층 더 힘들어진다. 이런 식으로 수행하면 운동이 힘들어, 15초만에 흔들리고 떨리는 경험을 하는 경우가 드물지 않다.

응용운동

무릎 대고 전면 플랭크(Short-Lever Front Plank)

초보자는 지렛대를 단축해 무릎을 대고 운동을 수행함으로써 플랭크의 적절한 수행을 연습할 수 있다. 규칙은 동일하게 적용된다. 어깨에서 무릎까지 몸이 일직선이 되도록 하고 둔근을 조인다.

응용운동

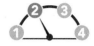

양발 올려 전면 플랭크(Feet-Elevated Front Plank)

양발을 웨이트 벤치, 견고한 의자, 또는 작은 탁자에 올려놓으면 정적 고정이 더 어려워질 수 있다. 그저 몸을 너무 높이 올리지 않도록 한다. 이상적으로는 최대의 부하를 위해 몸을 지면과 평행하도록 한다.

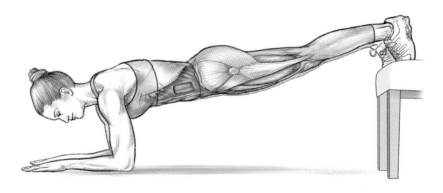

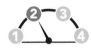

교대 삼점 접촉 플랭크
(Rotating Three-Point Plank)

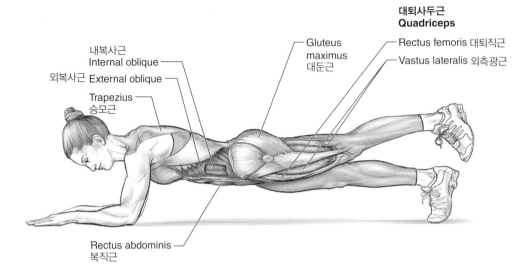

내복사근
Internal oblique

외복사근 External oblique

Trapezius
승모근

Gluteus
maximus
대둔근

대퇴사두근
Quadriceps

Rectus femoris 대퇴직근

Vastus lateralis 외측광근

Rectus abdominis
복직근

운동

1. 표준 플랭크 자세를 취한다. 몸을 안정되게 유지하면서, 한쪽 팔을 공중으로 들어 올려 1초간 유지한다.

2. 시작 자세로 되돌아간 다음 몸을 안정되게 유지하면서, 다른 쪽 팔을 공중으로 올린다.

3. 시작 자세로 되돌아간 다음 한쪽 다리를 올린다.

4. 시작 자세로 되돌아간 다음 다른 쪽 다리를 올린다.

5. 이런 식으로 계속해서 사지를 교대해 전체 세트를 수행한다.

관련근육

주동근육: 복직근, 내복사근, 외복사근

이차근육: 대둔근, 대퇴사두근(대퇴직근, 외측광근, 내측광근, 중간광근), 승모근

운동지침

계속 몸에 부하를 가하는 것이 중요하다. 표준 플랭크는 초보자에게 훌륭한 운동이기는 하지만 중급 및 보다 상급에 속하는 사람들에게는 너무 쉽다. 운동을 더 어렵게 하는 한 가지 방법은 플랭크 중에 하나의 사지를 바닥에서 올려 안정성을 감소시키고 척주에 회전 안정성 부하를 도입하는 것이다. 핵심은 사지를 지면에서 올리면서 몸을 안정되게 유지해 몸통이 기울거나 비틀리지 않도록 하는 것이다. 60초 세트를 목표로 한다.

응용운동

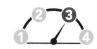

교대 이점 접촉 플랭크(Rotating Two-Point Plank)

교대 삼점 접촉 플랭크를 터득하였으면, 교대 이점 접촉 플랭크를 수행함으로써 운동을 한층 더 어렵게 할 수 있다. 몸을 안정되게 유지하고 골반과 척추가 움직이지 않도록 하면서 그저 한쪽 팔과 반대쪽 다리를 동시에 올린다.

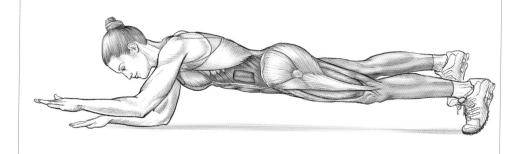

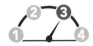

파트너 보조 복사근으로 몸통 올리기
(Partner-Assisted Oblique Raise)

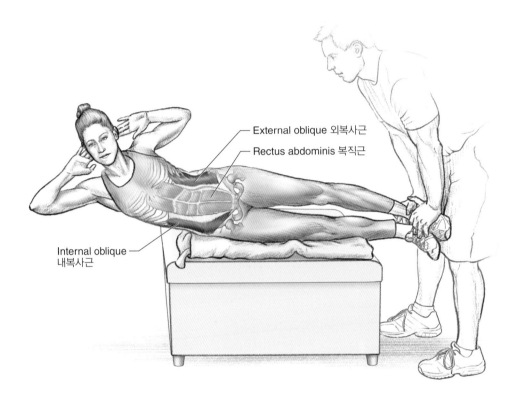

External oblique 외복사근
Rectus abdominis 복직근
Internal oblique 내복사근

운동

1. 파트너가 발을 잡아주고, 하체를 웨이트 벤치, 작은 테이블 등의 위에 옆으로 누운 자세로 걸치고, 상체를 공중에 띄우고, 양손을 귀에 대고, 다리를 편 상태로 시작한다.
2. 몸통을 바닥 쪽으로 내리되, 하부 척추가 구부러지는 것을 제한하면서 엉덩이 상부가 신장되도록 한다. 운동 중에 몸통의 회전을 피한다.
3. 중둔근과 복사근의 강한 수축을 통해 몸통을 올린다.

관련근육

주동근육: 외복사근, 내복사근, 중둔근, 요방형근
이차근육: 복직근, 척추기립근(극근, 최장근, 장늑근), 다열근

운동지침

파트너 보조 복사근으로 몸통 올리기는 파트너를 요하는 어려운 운동이다. 파트너가 위치를 잘 잡아 하체를 고정시키고 발을 고정된 상태로 유지하도록 한다. 그저 요추를 구부리기보다는 이 운동을 엉덩이 및 중심부 운동으로 만든다. 동작은 완전히 외측 및 내측으로 이루어지며, 운동 중에 몸통이 비틀리거나 엉덩이가 앞쪽으로 구부러져서는 안 된다. 양팔을 몸의 앞쪽에서 교차시키고, 그런 자세가 쉬워지면 양손을 머리 뒤로 깍지 끼는 죄수 자세(prisoner position)를 취하여 운동을 더 어렵게 한다.

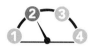

RKC 플랭크(RKC Plank)

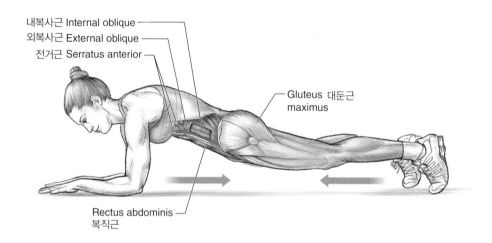

내복사근 Internal oblique
외복사근 External oblique
전거근 Serratus anterior

Gluteus 대둔근
maximus

Rectus abdominis
복직근

운동

1. 전완과 발가락을 대고 엎드려 표준 플랭크 자세를 취한다.
2. 둔근을 가능한 한 강하게 조여 골반을 후방으로 경사시킨다(밀어 넣는다). 세트 내내 골반을 밀어 넣은 상태를 유지한다.
3. 마치 둔부를 솟구쳐 오르게 하려는 것처럼 팔꿈치를 발로 그리고 발을 팔꿈치로 추진하려 하되, 몸을 좋은 정렬 상태로 유지한다.

관련근육

주동근육: 복직근, 외복사근, 내복사근
이차근육: 대둔근, 전거근

운동지침

RKC 플랭크는 근육 기술과 근지구력을 상당히 요하는 중급 플랭크 응용운동이다. 많은 사람의 경우에 골반 밀어 넣기(pelvic tuck, 골반 후방 경사)를 이루고 이를 한동안 유지하기 위한 복근 및 둔근 운동 기술과 스태미나가 결여되어 있다. 골반을 척추에서 분리하고 강한 둔근을 보유하는 것이 중요한데, 그러면 골반에서 과도한 전방 경사 또는 요추에서 지나친 아치 형성을 방지하는 데 도움이 된다. 이 응용운동은 하부 복근과 복사근의 지구력은 물론 둔근의 지구력도 길러준다. 핵심은 팔꿈치를 발로 그리고 발을 팔꿈치로 추진하면서 위와 같은 골반 경사를 유지하는 것인데, 이는 이 등고정 운동을 상당히 더 어렵게 한다. 이 운동을 터득하는 데에는 시간이 걸리므로, RKC 플랭크를 시도하기 전에 더 쉬운 플랭크 응용운동에 능숙하도록 한다.

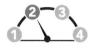

측면 플랭크(Side Plank)

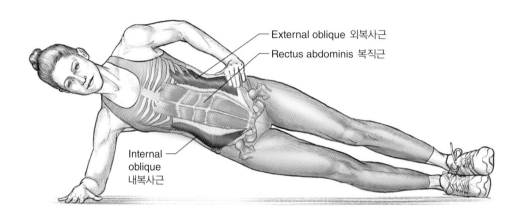

External oblique 외복사근
Rectus abdominis 복직근
Internal oblique 내복사근

운동

1. 옆으로 누운 자세에서 한쪽 발과 한쪽 전완만을 지면에 대어 몸을 지지함으로써 측면 기둥 또는 교각 자세를 취한다. 다리를 포개고 위쪽 팔의 손을 엉덩이에 얹는다.
2. 머리와 목을 중립 자세로 두어 머리에서 발까지 몸을 일직선으로 유지한다. 둔근을 조이고 아래쪽 팔의 전완이 정면을 향한 상태를 유지한다.
3. 한동안 자세를 유지한다. 자신의 운동 수준에 따라 15~60초 동안 자세를 유지한다.

관련근육

주동근육: 외복사근, 내복사근, 중둔근, 요방형근
이차근육: 복직근, 척추기립근(극근, 최장근, 장늑근), 다열근

운동지침

측면 플랭크는 대단히 기능적인 운동으로 복사근과 중둔근을 등척성으로 훈련시키는데, 이는 많은 동적 활동에서 이들 근육의 안정화 역할과 유사하다. 전신을 중립 자세로 그리고 중심부와 둔근을 긴장된 상태로 유지한다. 많은 사람이 이 운동을 할 때 자기도 모르게 몸을 앞쪽이나 뒤쪽으로 기울이거나, 비틀린 자세로 준비하거나, 혹은 엉덩이를 구부린다. 이는 중심부 안정성 운동이므로 움직임에 저항하고 몸을 길고 탄탄한 자세로 유지해야 한다.

무릎 대고 측면 플랭크(Short-Lever Side Plank)

전통적인 측면 플랭크가 힘든 사람들은 측면 플랭크로 넘어가기 전에 무릎 대고 측면 플랭크를 터득해야 한다. 이 운동은 발이 아니라 무릎을 대고 하기 때문에, 체중을 덜 사용하고 운동을 제어하기가 더 쉽다. 규칙은 동일하게 적용된다. 몸을 길고 움직이지 않는 상태로 유지한다.

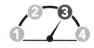

양발 올려 측면 플랭크(Feet-Elevated Side Plank)

양발 올려 측면 플랭크는 측면 플랭크의 상급 응용운동이다. 양발을 웨이트 벤치, 작은 의자, 박스, 또는 견고한 탁자에 올려놓는다. 이상적으로는 몸이 바닥과 평행하도록 한다. 이러한 자세를 유지하면서 위쪽 다리로 하는 고관절 외전 운동(예로 옆으로 누워 엉덩이 올리기, 184페이지) 혹은 고관절 외회전 운동(예로 옆으로 누워 조개 운동, 182페이지)을 접목시키면 운동이 한층 더 어려워진다.

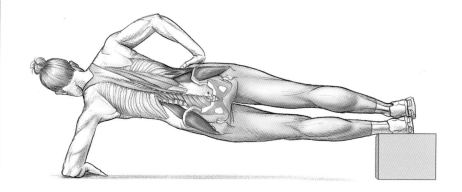

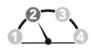

매달려 무릎 구부리며 다리 올리기
(Hanging Leg Raise With Bent Knees)

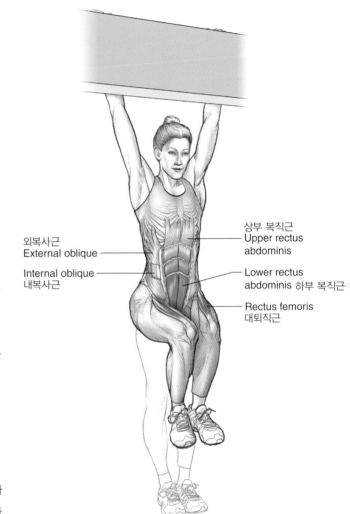

외복사근
External oblique

Internal oblique
내복사근

상부 복직근
Upper rectus
abdominis

Lower rectus
abdominis 하부 복직근

Rectus femoris
대퇴직근

운동

1. 친업 바 또는 견고한 서까래에 손바닥을
   앞쪽으로 향하게 하고 양손을 어깨너비
   정도로 벌린 채 매달리며, 다리를 편다.
2. 무릎을 굴곡시켜 다리를 올려 엉덩이와
   무릎이 90도 각도를 이루도록 한다.
3. 다리를 내려 시작 자세로 되돌아간다.

관련근육

주동근육: 요근, 대퇴직근, 하부 복직근

이차근육: 상부 복직근, 내복사근, 외복사
근, 전방 및 후방 전완 근육(요측
수근굴근, 장장근 등), 하승모근

운동지침

매달려 무릎 구부리며 다리 올리기는 훌륭한 고관절 굴근 운동으로 전력 질주에서 다리를 더 빨리 옮기
도록 도와줄 것이다. 이 운동에서는 거의 엉덩이와 등 상부를 움직이고 등 하부를 그리 많이 움직이지 않
음으로써 요추를 중립 자세로 유지한다. 모든 움직임은 엉덩이에서 일어난다. 넓적다리 상부가 바닥과 평
행할 때까지만 무릎을 들어 올린 다음 다리를 내린다.

응용운동

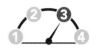

매달려 편 다리 올리기(Straight-Leg Hanging Leg Raise)

매달려 편 다리 올리기는 상급 응용운동으로 고관절 굴근의 근력과 햄스트링의 유연성이 아주 좋아야 한다. 규칙은 동일하게 적용된다. 요추를 안정되게 유지하면서 오로지 엉덩이를 움직인다.

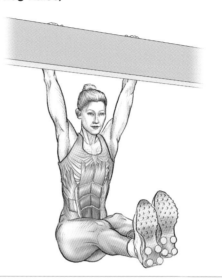

응용운동

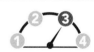

매달려 역 크런치로 다리 올리기(Hanging Leg Raise With Reverse Crunch)

매달려 역 크런치로 다리 올리기는 고관절 굴곡, 골반 후방 경사와 요추 굴곡을 결합시켜 고관절 굴근과 복근을 단련시킨다. 무릎을 올린다. 90도에 이르면 골반을 뒤로 경사시키고 척추를 다소 굴곡시켜 계속 올리는데, 이렇게 하면 무릎을 줄곧 어깨 쪽으로 올릴 수 있을 것이다.

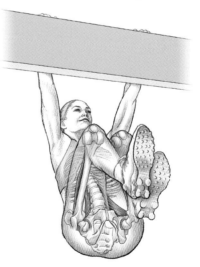

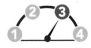

매달려 비스듬히 다리 올리기
(Oblique Hanging Leg Raise)

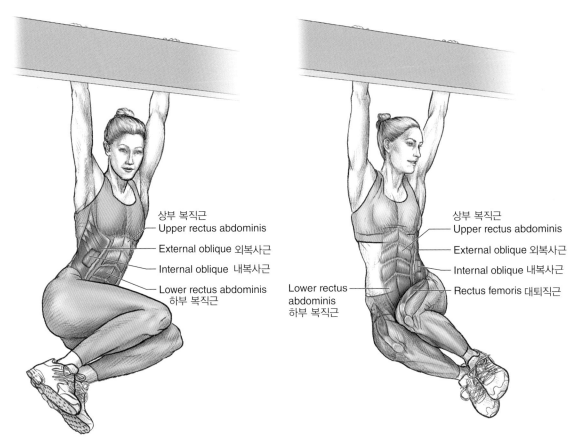

상부 복직근
Upper rectus abdominis

External oblique 외복사근

Internal oblique 내복사근

Lower rectus abdominis
하부 복직근

상부 복직근
Upper rectus abdominis

External oblique 외복사근

Internal oblique 내복사근

Rectus femoris 대퇴직근

Lower rectus
abdominis
하부 복직근

운동

1. 친업 바 또는 견고한 서까래에 양손을 어깨너비로 벌리고 손바닥을 앞쪽으로 향하게 한 채 매달리며, 무릎을 구부린다. 엉덩이를 굴곡시켜 무릎을 올리면서 동시에 척추를 측면으로 굴곡시켜 무릎을 한쪽으로 당긴다.

2. 지면에 대해 90도를 약간 넘을 정도로 무릎을 올린다. 다리를 내려 시작 자세로 되돌아간 다음 다른 쪽으로 교대한다.

관련근육

주동근육: 내복사근, 외복사근, 요근, 대퇴직근, 하부 복직근

이차근육: 상부 복직근, 전방 및 후방 전완 근육(요측수근굴근, 장장근 등), 하승모근

운동지침

매달려 비스듬히 다리 올리기는 복사근을 특히 강조하면서 중심부 전방 전체를 단련시키는 어려운 중심부 운동이다. 이 운동을 시도하기 전에 측면 크런치와 기타 더 쉬운 복사근 운동에 능숙해지도록 한다. 동작을 제어하고 동작이 부드럽도록 한다.

응용운동

윈드실드 와이퍼(Windshield Wiper)

윈드실드 와이퍼는 아주 상급에 속하는 운동이다. 보다 기본적인 중심부 동작 패턴을 터득한 연후에 이 운동을 시도해야 한다. 이 운동을 수행하기 위해서는 다리를 어깨 쪽으로 올린 다음 좌우로 회전시키되, 중심부를 긴장시킨 상태를 유지하고 등 하부가 아니라 거의 등 상부로 비틀어야 한다. 동작을 제어하고 회전 운동범위를 제한하여 척추의 부담을 던다.

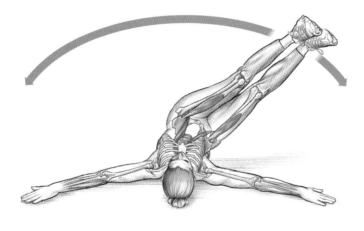

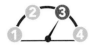

무릎 꿇어 몸통 앞으로 밀어내기
(Sliding Rollout From Knees)

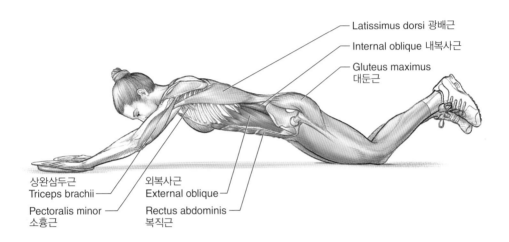

Latissimus dorsi 광배근
Internal oblique 내복사근
Gluteus maximus
대둔근

상완삼두근
Triceps brachii
Pectoralis minor
소흉근

외복사근
External oblique
Rectus abdominis
복직근

운동

1. 무릎 꿇은 자세를 취하고 양손을 종이접시에 올려놓는다. 종이접시 대신에 시중의 미끄러지는 운동용 원반 또는 매끈한 바닥이라면 작은 손 타월을 사용해도 된다. 둔근을 조이고 머리와 목을 중립 자세로 유지한다.
2. 엉덩이를 신전시키고 팔을 굴곡시켜 절제된 동작으로 몸을 내려 몸이 바닥에 접근하도록 한다. 둔근을 강하게 수축시킨 상태를 유지한다.
3. 몸통을 올려 시작 자세로 되돌아간다.

관련근육

주동근육: 복직근, 내복사근, 외복사근
이차근육: 대둔근, 광배근, 상완삼두근, 소흉근

운동지침

무릎 꿇어 몸통 앞으로 밀어내기는 최고의 중심부 안정성 운동 중 하나이다. 적절한 자세를 사용하고 둔근을 수축시킨 상태를 유지해 골반이 전방으로 경사되지 않도록 한다면, 하부 복근이 한층 더 많은 운동을 해낼 것이고 당신이 이 운동에 익숙하지 않을 경우에는 꽤 오래 쑤실 가능성이 있다. 이 운동에 서서히 익숙해지고 동작의 바닥에서 몸을 일직선으로 유지하도록 한다. 많은 사람이 이 운동에서 엉덩이를 처지게 하거나 골반이 너무 많이 전방으로 경사되게 한다.

응용운동

서서 몸통 앞으로 밀어내기(Standing Rollout)

무릎 꿇어 몸통 앞으로 밀어내기를 터득하였으면, 가장 어려운 중심부 운동의 하나인 서서 몸통 앞으로 밀어내기로 진행할 수 있다. 선 자세에서 아래로 팔을 뻗어 양손을 종이접시 또는 기타 미끄러지는 것에 올려놓는다. 몸통을 밀어내 몸이 지면과 평행하게 한 다음 다시 몸통을 올린다. 이는 말같이 쉽지 않다. 동작에서 올리는 포지티브(단축성) 부분을 적절히 수행할 수 있을 때까지 절제된 동작으로 천천히 내리는 네거티브(신장성) 부분을 수행해 운동에 서서히 익숙해진다. 엉덩이가 처지거나, 등 하부가 무너지거나, 혹은 골반이 전방으로 경사되지 않도록 한다. 운동 내내 둔근을 수축시킨 상태를 유지한다. 종이접시 또는 기타 미끄러지는 것이 없을 경우에는 손바닥을 지면에 평평하게 대고 손을 내딛어 운동을 해도 된다.

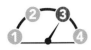

슬라이딩 보디 쏘(Sliding Body Saw)

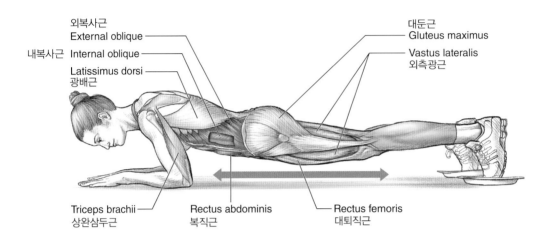

외복사근
External oblique

내복사근 Internal oblique

Latissimus dorsi
광배근

대둔근
Gluteus maximus

Vastus lateralis
외측광근

Triceps brachii
상완삼두근

Rectus abdominis
복직근

Rectus femoris
대퇴직근

운동

1. 지면에 엎드려 팔꿈치와 발로 몸을 지지해 기둥 자세를 취한다. 양발은 종이접시에 올려놓는다. 또한 시중의 미끄러지는 운동용 원반 또는 매끈한 바닥이라면 작은 손 타월을 사용해도 된다.
2. 둔근과 대퇴사두근을 수축시킨 상태를 유지하고 머리를 중립 자세로 유지해 몸이 일직선을 형성하도록 한다.
3. 어깨관절 굴곡 및 신전을 통해 몸을 전후방으로 흔든다. 전완이 중심점 역할을 하면서 발이 밀릴 것이다.

관련근육

주동근육: 복직근, 내복사근, 외복사근
이차근육: 대둔근, 대퇴사두근(대퇴직근, 외측광근, 내측광근, 중간광근), 광배근, 상완삼두근

운동지침

슬라이딩 보디 쏘는 전면 플랭크의 동적 응용운동이다. 양발을 종이접시 또는 기타 미끄러지는 것에 올려놓고 몸을 플랭크 자세로 하여, 전후방으로 밀어 몸이 팔꿈치를 중심으로 움직이도록 한다. 운동 내내 엉덩이가 처지지 않고 둔근을 최대로 수축시킨 상태를 유지하도록 한다. 아래를 내려다보아 목의 과신전을 방지한다. 이는 어려운 중심부 운동으로 먼저 전면 플랭크와 같은 기타 중심부 운동을 터득해야 한다.

CHAPTER 6
등
BACK

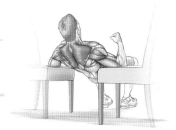

등 근육은 복잡하며 인체의 움직임을 일으키는 데 필수적이다. 등은 척추기립근, 광배근, 승모근, 능형근과 흉요근막(thoracolumbar fascia, 때로 요배근막[lumbodorsal fascia]이라고도 함)을 포함해 온갖 근육 및 결합조직으로 이루어져 있다. 각각의 근육은 힘을 생성하거나, 감소시키거나, 혹은 신체의 한 분절에서 다음으로 힘을 전달하는 데 중추적인 역할을 한다. 근육과 근막의 기능을 살펴보기 전에 먼저 강한 등의 중요성을 짚고 넘어가고자 한다.

많은 남성이 해변 근육(beach muscles), 즉 흉근, 이두근과 복근을 단련시키는 데 열중한다. 이들 근육은 몸의 앞쪽에 자리하기 때문에, 세계적으로 헬스클럽에서 살다시피 하는 사람들이 가장 흔히 흠모하는 근육이다. 모든 사람이 윤곽이 뚜렷한 흉근, 팔근육 및 복근을 가진 남성을 부러워한다는 인식이 있기 때문에, 해변 근육을 만들고자 하는 것은 자연스런 현상이다. 그렇기는 해도 체형이 만족스럽고 몸이 적절히 기능하기 위해서는 강하고 근육질인 등이 필수적이다. 레슬링 선수나 미식축구 선수가 연약한 등을 하고 있는 모습은 보지 못할 것이다. 파워리프터, 올림픽 역도선수와 스트롱맨도 모두 강한 등을 가지고 있다.

등 훈련은 남성만을 위한 것이라고 생각한다면, 다시 생각해보라. 등의 근력과 안정성은 수영과 체조 같은 스포츠에서 중요한 외에, 윤곽이 아주 뚜렷한 등은 여성에게도 멋진 미적 자산이다. 등 근육이 적절히 발달되어 있지 않다면 등이 깊이 파인 드레스나 비키니를 입어도 멋져 보일 수 없다. 개인 트레이너로 일하면서 수백 명의 여성을 훈련시켜본 나는 대부분의 여성이 처음으로 풀업을 완전 운동범위(올리고 내리는 동작에 모두 집중하는) 반복으로 수행하고는 경험하는 희열을 이루 말로 표현할 수 없다. 그들은 대부분의 사람이 풀업에서 올리기조차 힘들 정도의 근력이라고 생각하였기 때문에 황홀해하는 것이다.

등 근육

광배근(latissimus dorsi)은 신체에서 가장 기능이 다양한 근육의 하나이다(그림 6-1). 이 근육은 어깨관절의 신전(친업의 경우), 내전(아래로 이중 케이블 풀다운의 경우), 내회전(어깨관절 소켓에서 팔을 안쪽으로 돌리는 동작) 및 수평 외전(후삼각근으로 몸 올리기[46페이지]의 경우)을 일으킨다. 광배근은 몸통 도처에 부착되어 있다. 광배근이 넓은 범위에 걸쳐 있는 흉요근막을 통해 이어진다는 점을 고려한다면, 이 근육은 추골, 골반, 천골, 늑골, 견갑골과 상완골에 부착되어 있다. 더욱이 광배근은 호흡, 요추의 안정화, 견갑골 움직임의 보조, 그리고 상체와 하체 사이에 힘을 전달하는 중요한 역할을 한다. 모든 로우 및 친업 동작은 광배근과 견갑골 근육을 강화하지만, 어깨관절의 내전은 하부 광배근을, 어깨관절의 신전은 상부 광배근과 대원근(teres major)을 더 많이 표적으로 한다.

하지만 떡 벌어진 광배근을 만들기만 하면 강하고 근육질인 등이 되는 것은 아니라는 점을 깨달아야 한다. 인상적인 등을 보유하기 위해서는 등을 이루는 모든 근육을 강화해야 한다. 승모근(trapezius)은 중요한 어깨 작용근이자 안정근이다. 이 근육은 기능상 상부, 중간, 하부 등 3개 부위로 나뉜다. 상승모근은 견갑골의 상승 및 상방 회전 그리고 목의 신전, 측면 굴곡 및 회전에 관여한다. 중승모근은 견갑골의 내전과 아울러 약간의 상승과 상방 회전을 일으킨다. 하승모근은 견갑골의 하강 및 상방 회전을 일으킨다. 상승모근과 하승모근이 함께 수축하면 중승모근의 견갑골 내전을 보조

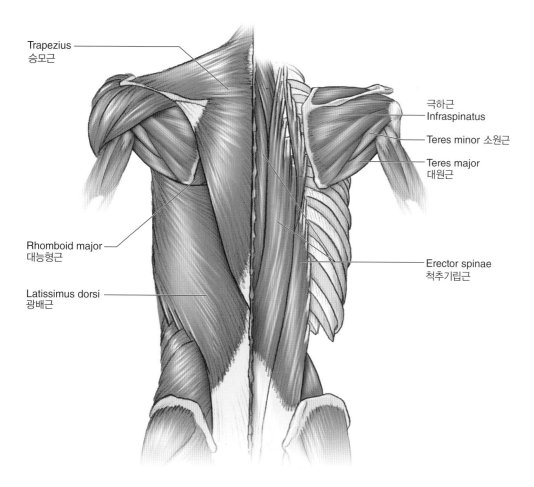

Trapezius
승모근

극하근
Infraspinatus

Teres minor 소원근

Teres major
대원근

Rhomboid major
대능형근

Latissimus dorsi
광배근

Erector spinae
척추기립근

그림 6-1. 등 근육

한다. 능형근(rhomboids)은 승모근과 협력하여 견갑골을 내전시키므로 두 근육을 함
께 견갑골 후인근(scapular retractors, 견갑골 뒤당김근)이라고 한다. 즉 두 근육은 견
갑골을 서로 조인다. 또한 능형근은 견갑골의 하방 회전을 일으키기도 한다.

척추기립근(erector spinae, 그림 6-2)의 발달은 장기적으로 리프팅 기량에 중요하다.
이 근육은 많은 기능을 한다. 다열근(multifidus)과 함께 척추기립근은 척추를 신전시
키고 네느리프트와 스쿼트에서 척추가 굴곡되지 않도록 도우며, 요방형근(quadratus
lumborum)과 같은 근육들과 함께 척추를 측면 굴곡시키고 회전시킨다.

마지막이지만 적잖이 중요한 것이 척추 기능에서 흉요근막의 역할이다. 흉요근막은

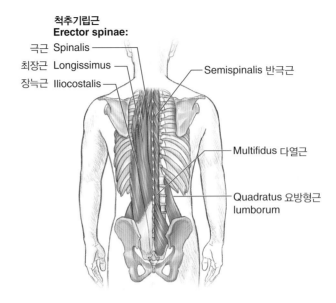

척추기립근
Erector spinae:

극근 Spinalis
최장근 Longissimus
장늑근 Iliocostalis

Semispinalis 반극근

Multifidus 다열근

Quadratus 요방형근
lumborum

그림 6-2. 척추기립근, 다열근과 요방형근

많은 중심부 근육을 둘러싸고 있으며 상체와 하체 사이에 힘을 전달한다. 아울러 흉요근막은 광배근과 둔근 같은 일부 중심부 근육으로부터 장력을 받으면 척추에 신전 토크를 제공할 수 있어, 척추 굴곡(요추가 구부러지는 것)을 방지하는 데 도움이 된다. 광배근이 요추 안정근으로 작용한다는 사실을 모르는 사람이 많다.

등 근육의 작용

등 근육은 거의 모든 스포츠 동작에 관여한다. 척추기립근은 몸 굽혀 로우(bent-over row) 운동의 자세와 비슷한 운동 자세(athletic position)를 취하게 하는 주동근육이다. 또한 이 근육은 파워리프팅, 올림픽 역도와 스트롱맨 같은 리프팅 스포츠에서 그리고 조정과 종합격투기에서도 중요하다. 광배근은 조정과 아울러 체조, 수영 및 암벽 등반에 크게 관여한다. 전력 질주에서는 광배근과 둔근이 반대쪽으로 짝을 이뤄 협력하여 힘을 전달하고 몸의 균형을 유지한다. 이렇게 오른쪽 광배근에서 왼쪽 둔근으로 그리고 왼쪽 광배근에서 오른쪽 둔근으로 일어나는 대각선 패턴의 동작을 '세라피 효과(serape effect)'라고 한다. 세라피는 멕시코와 남미 국가의 사람들이 어깨에 걸치고 몸통 앞쪽에서 교차시켜 벨트 부분에 밀어 넣는 화려한 무늬의 모포로, 세라피 효과는 세라피를 착용하는 방향대로 그 부위의 근육들이 작용하여 일으키는 몸통 회전 동작을 말한다. 게다가 광배근은 드로우, 서브 및 스파이크 동작에 상당히 관여한다. 승모근과 능형근은 상지의 동적 움직임을 수반하는 많은 운동 동작에서 견갑골을 안정화한다.

개인적인 얘기를 하자면, 나는 등이 인상적으로 떡 벌어지도록 하는 좋은 유전자를 타고나지 못했다. 오랜 데드리프트 운동을 통해 나의 등은 매우 두툼하기는 하지만, 풀업과 풀다운을 아무리 많이 해도 광배근이 바깥쪽으로 퍼지는 탐나는 모습은 나오지 않는다. 이는 근력이 부족하기 때문도 아니다. 나는 힙 벨트에 45kg을 추가하고도 친업을 할 수 있으며, 227kg을 훨씬 넘겨 데드리프트를 할 수 있다. 인상적으로 펼쳐진 광배근은 중간부가 더 좁다는 착각을 일으키고 운동선수 모습의 체형을 만드는 데 도움이 된다. 불행히도 나는 결코 이상적인 유전자를 보유한 사람만큼 미적으로 만족스러워 보이지 못할 것이다.

그렇기는 해도 나는 끊임없는 과학적 훈련을 통해 등 상부의 너비를 상당히 향상시켰다. 나는 그저 한두 가지의 등 운동을 네 세트 이상 서둘러 해내기보다는 다양한 등 운동을 한두 세트만 수행하는 것이 더 현명하다고 생각한다. 등에는 많은 근육이 있어 각각의 근육을 최대로 발달시켜야 몸이 최선으로 기능할 수 있다. 등 운동을 다양화하면 운동에 만전을 기하고 등의 많은 근육에 적절한 관심을 기울이게 된다.

제2장에서 당기기 운동을 통해 전완의 근력이 향상된다고 말했다. 당기기 근력이 향상되면서, 그립은 강력한 훈련 자극을 받을 것이다. 상급 풀업 및 거꾸로 로우를 수행하는 근력을 가지면서도 전완 근력이 형편없는 사람은 많지 않을 것이다. 이 장에서 소개하는 등 운동을 통해 강해지고 기그려을 향상시키면 전완 전체, 즉 전방 및 후방 근육이 모두 더 치밀해지고 보다 근육질이 될 것이다.

풀업(Pull-Up)

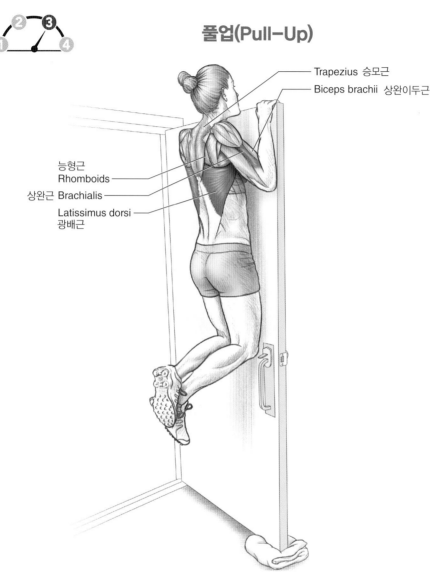

Trapezius 승모근
Biceps brachii 상완이두근
능형근 Rhomboids
상완근 Brachialis
Latissimus dorsi 광배근

안전수칙
이 운동을 위해서는 매우 안정적이고 견고한 문 또는 일반 친업 바를 사용한다.

운동

1. 양손을 회내 그립(손바닥이 몸의 반대쪽으로 향함)으로 견고한 문의 꼭대기 모서리 위에 얹고 몸을 문과 평행하게 위치시킨다. (문이 흔들리지 않도록 하기 위해 책을 문 밑에 괸다.) 동작의 바닥에서는 몸이 문과 평행하나, 오르면서는 팔꿈치가 문으로 쏠리므로 몸이 문에서 멀어질 것이다. 일반 친업 바가

가용하다면, 그것이 선호되는 선택일 것이다.

2. 어깨에서 무릎까지 일직선을 유지하면서 가능한 한 높이 몸을 올린다.

3. 몸을 내려 시작 자세로 되돌아가고 반복한다.

관련근육

주동근육: 광배근, 상완근

이차근육: 승모근, 능형근, 상완이두근

운동지침

풀업은 광배근에게 힘든 운동이나, 문이 파손되지 않도록 특별한 고려를 해야 한다. 나는 풀업을 집의 튼튼한 현관문처럼 견고한 문으로 오랫동안 문제없이 해왔으나, 나는 체격이 크기 때문에 풀업을 욕실 또는 침실 문처럼 속이 빈 실내 문으로 시도하기가 꺼려진다. 그러한 시도를 하면 문짝이 떨어질 것이 분명하다! 풀업은 튼튼한 경첩이 달린 두껍고 견고한 문에서 하도록 하고, 벽에서 하면 더욱 좋다. 일부 사람은 문의 경첩에 가해지는 부하를 줄이기 위해 큰 책과 같은 것을 덜 견고한 문 밑에 괴어 운동을 성공적으로 해낸 적이 있으나, 이렇게 하려면 자기 책임 하에 하도록 한다. 나는 여러분의 재산이 파괴되는 것을 원치 않는다. 어쨌든 풀업에서는 팔꿈치관절을 중심으로 몸을 움직이면서 몸이 문의 위아래로 미끄러져, 운동이 표준 친업보다 한층 더 어렵다.

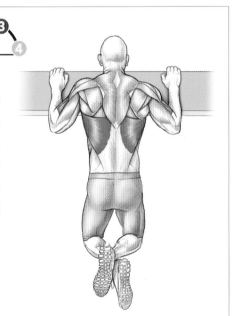

응용운동

서까래 풀업(Rafter Pull-Up)

자신의 집에서 풀업을 수행하는 방법을 생각해내는 것이 중요하며, 문으로 하는 풀업의 대안은 서까래 풀업이다. 그저 매끈하고 가시가 없는 서까래의 꼭대기를 회내 그립으로 잡고 몸을 올라가는 곳만큼 높이 올린다. 중심부를 긴장시킨 상태를 유지하고 등 하부가 과신전되거나 골반이 전방으로 경사되지 않도록 한다.

좌우로 풀업(Side-to-Side Pull-Up)

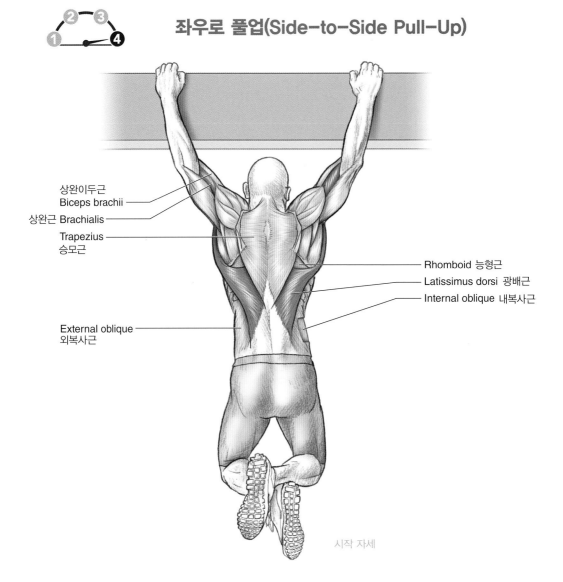

상완이두근
Biceps brachii

상완근 Brachialis

Trapezius
승모근

Rhomboid 능형근

Latissimus dorsi 광배근

Internal oblique 내복사근

External oblique
외복사근

시작 자세

운동

1. 양손을 회내시키고 어깨너비보다 약간 더 넓게 벌린 채 친업 바 또는 서까래에 매달린다. 무릎은 약간 구부리거나 비교적 편 상태를 유지해도 된다.

2. 가슴을 올리고 중심부를 긴장시킨 상태를 유지하면서, 몸을 한쪽으로 밀어 올려 턱이 서까래 위로 가 도록 한다.

3. 몸을 내려 시작 자세로 되돌아가고 좌우로 교대하면서 반복한다.

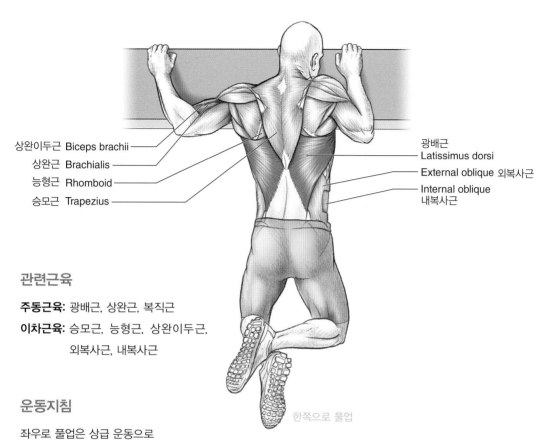

상완이두근 Biceps brachii
상완근 Brachialis
능형근 Rhomboid
승모근 Trapezius

광배근
Latissimus dorsi
External oblique 외복사근
Internal oblique
내복사근

한쪽으로 풀업

관련근육

주동근육: 광배근, 상완근, 복직근
이차근육: 승모근, 능형근, 상완이두근,
　　　　　　외복사근, 내복사근

운동지침

좌우로 풀업은 상급 운동으로
단련시키는 쪽에 부하의 70% 정도를 그리고 다른 쪽에 부하의 30%를 가한다. 이에 따라 광배근과 기타
당기는 근육에게 더 힘든 운동이 된다. 중심부를 중립 자세로 유지한다. 요추가 과신전되거나 엉덩이가 굴
곡되면서 중심부가 스스로 왜곡될 것이다. 친업을 움직이는 널빤지로 생각하고(푸시업에 대해서도 이런 식
으로 생각하는 것이 좋다) 운동 내내 어깨에서 무릎까지 일직선을 유지한다.

응용운동

좌우로 미끄러지는 풀업(Sliding Side-to-Side Pull-Up)
좌우로 미끄러지는 풀업은 소수만이 수행할 수 있는 아주 상급에 속하는 운동이다. 이 운동에서
는 표준 풀업에서 하듯이 먼저 턱을 바 위로 올려야 한다. 그런 다음 천천히 한쪽으로 미끄러지
고, 친친히 다른 쪽으고 미끄러진 후, 다시 중앙으로 미끄러지고, 마지막으로 몸을 내려 시직 지
세로 되돌아간다. 이렇게 해서 1회 반복이다. 당신이 이 운동을 할 수 있다고 가정해도 반복적으
로 많이 수행하지는 못할 것이다.

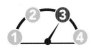

타월 풀업(Towel Pull-Up)

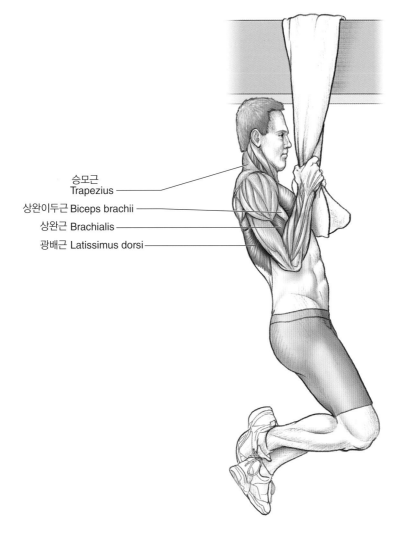

승모근
Trapezius

상완이두근 Biceps brachii

상완근 Brachialis

광배근 Latissimus dorsi

운동

1. 타월을 친업 바 또는 서까래 위에 걸친다. 양손으로 타월을 잡는다.

2. 신장된 자세에서, 중심부를 중립 자세로 유지하고 당기면서 몸을 올려 양손이 가슴 상부에 닿도록 한다.

3. 몸을 내려 시작 자세로 되돌아가고 반복한다.

관련근육

주동근육: 광배근, 상완근, 전완 근육(요측수근굴근, 장장근 등)
이차근육: 승모근, 능형근, 상완이두근

운동지침

타월 풀업은 그립 근력을 상당히 길러주는 놀라운 전완 운동이다. 적절한 풀업 자세를 유지한다. 즉 중심부가 과신전되거나, 엉덩이가 굴곡되거나, 혹은 목이 처지지 않도록 한다. 동작의 맨 꼭대기에서 타월의 양끝을 벌리려고 하여 견갑골 후인근을 최대로 동원한다. 이 운동은 최대의 그립 근력을 요하는 그래플링 스포츠(grappling sports)와 라켓 스포츠를 하는 경우에 필요하다.

응용운동

자기보조 한팔 친업(One-Arm Self-Assisted Chin-Up)

자기보조 한팔 친업은 상체 근력이 가장 발달된 사람들만이 터득할 수 있는 매우 어려운 운동이다. 그러나 항상 노는 팔을 사용해 다소 보조를 받을 수 있으며, 언젠가는 결국 보조를 받지 않는 한팔 친업을 수행할 수 있을 것이다. 가급적이면 서까래보다 더 좁은 빔을 찾도록 하는데, 이 운동이 회내 그립(손바닥이 몸의 반대쪽을 향함) 또는 회외 그립(손바닥이 몸 쪽을 향함)을 요하기 때문이다. 서까래의 길이와 같은 방향으로 향하도록 몸을 정렬하고 서까래 옆에 둔 어떤 것을 붙잡으면, 중립 그립도 가능하다.

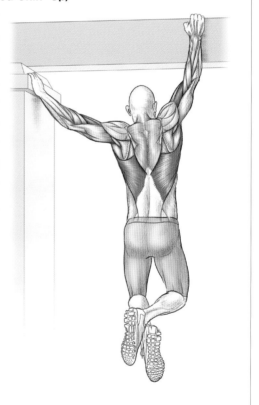

변형 거꾸로 로우(Modified Inverted Row)

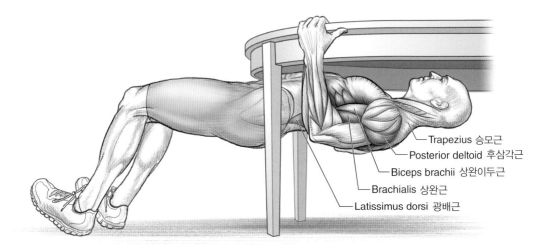

Trapezius 승모근
Posterior deltoid 후삼각근
Biceps brachii 상완이두근
Brachialis 상완근
Latissimus dorsi 광배근

운동

1. 견고한 탁자의 양옆을 잡고 매달려, 무릎을 약 45~90도로 구부리고 발뒤꿈치를 지면에 단단히 디딘다. 이 운동은 카펫처럼 부드러운 표면 위에서 수행하면 좋다.
2. 몸을 무릎에서 어깨까지 일직선으로 유지하면서, 몸을 당겨 올려 가슴이 탁자에 닿도록 한다.
3. 절제된 동작으로 몸을 내려 시작 자세로 되돌아간다.

관련근육

주동근육: 광배근, 상완근, 후삼각근
이차근육: 승모근, 능형근, 상완이두근

운동지침

거꾸로 로우는 체중을 이용하는 주요 상체 당기기 운동이다. 일반 운동용 바 또는 현가장치를 이용할 수 없을 경우에, 이 운동은 몇 가지 방법으로 수행할 수 있다. 첫째, 너비가 적절하고 운동 경로를 차단하는 것이 없는 탁자가 있다면 탁자의 양옆을 잡고 매달려 운동할 수 있다. 둘째, 견고하고 대가 긴 빗자루가 있다면 2개의 의자 사이에 걸어 로우 바로 이용할 수 있다. 셋째, 2개 의자의 모서리를 이용할 수 있는데, 양팔을 의자들의 끝부분 가까이에 위치시키고 손으로 꼭대기를 중립 그립으로 감싸면 된다. 어느 방법으로 운동하든 가슴을 올린 상태를 유지하고 완전한 운동범위로 움직이도록 한다. 능숙해지면 양발을 의자에 올려 운동의 난이도를 올릴 수 있다. 몸의 각도가 가파를수록 운동이 쉬워진다. 운동의 수행에 가장 어려운 각도는 몸이 지면과 평행할 경우이다.

응용운동

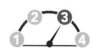

양발 올려 거꾸로 로우(Feet-Elevated Inverted Row)

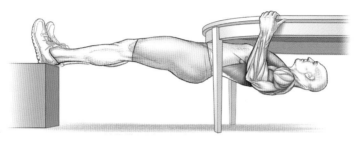

변형 거꾸로 로우에 능숙해지면, 양발 올린 응용운동으로 진행해 운동을 더 어렵게 할 수 있다. 몸을 일직선으로 유지하고 꼭대기 위치에서 견갑골을 서로 조인다는 것을 기억한다.

응용운동

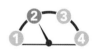

타월 거꾸로 로우(Towel Inverted Row)

타월 거꾸로 로우는 또 다른 대안이다. 타월을 탁자 위에, 탁자의 구석에, 2개의 높은 의자에, 혹은 아주 긴 타월이 있다면 문 위에 걸치는 방법을 생각해낼 수 있을 것이다. 몸을 더 가파르게 경사시키면 효율적인 운동을 해낼 수 있다. 팔꿈치를 몸의 양옆으로 그리고 가슴을 높이 유지하는 데 집중하며, 견갑골을 뒤와 아래로 조인다.

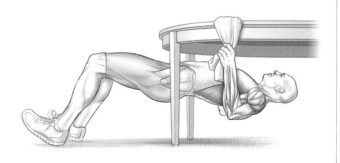

좌우로 하는 거꾸로 로우
(Side-to-Side Inverted Row)

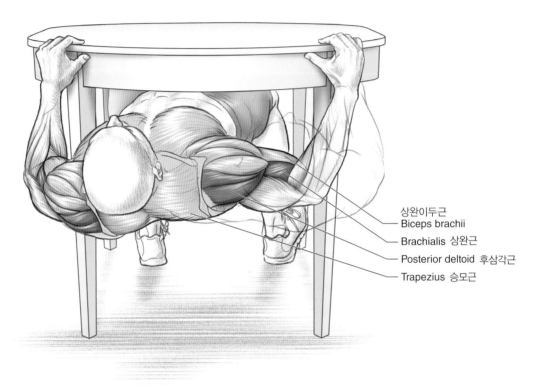

상완이두근
Biceps brachii

Brachialis 상완근

Posterior deltoid 후삼각근

Trapezius 승모근

운동

1. 견고한 탁자의 아래에 신장된 자세로 매달려, 몸을 일직선으로 하고, 중심부를 긴장시키고, 다리를 펴고, 발뒤꿈치를 지면에 대고, 손바닥을 위쪽으로 향하게 한 채 시작한다.
2. 몸을 한쪽으로 올린다.
3. 몸을 내려 시작 자세로 되돌아가고 측면을 교대하면서 반복한다.

관련근육

주동근육: 광배근, 상완근, 후삼각근
이차근육: 승모근, 능형근, 상완이두근

운동지침

좌우로 하는 거꾸로 로우는 상급 운동이며, 좌우로 풀업처럼 단련시키는 쪽에 부하의 70% 정도를 그리고 다른 쪽에 부하의 30%를 가한다. 이에 따라 광배근과 견갑골 근육에게 훨씬 더 힘든 운동이 된다. 로우 근력은 장기적인 어깨 건강에 중요하므로, 그 중요성을 과소평가해서는 안 된다. 로우는 풀업만큼 신나지는 않지만, 견갑골 안정성과 어깨 건강에 풀업 못지않게 중요하다.

응용운동

좌우로 미끄러지는 거꾸로 로우(Sliding Side-to-Side Inverted Row)

좌우로 미끄러지는 거꾸로 로우는 아주 상급에 속하는 운동이다. 좌우로 미끄러지는 풀업의 경우에서처럼, 이 운동을 처음부터 수행할 수 있는 사람은 많지 않을 것이다. 가급적이면 몸을 가파르게 경사시킨 상태로 시작해 운동을 올바로 수행하는 방법을 배우도록 한다. 왜냐하면 경사가 완만해 운동의 수행이 어려우면 보상적인 회전 움직임 또는 신체 왜곡을 통해 신체를 안정되게 유지하려 하면서 에너지를 낭비하기 쉽기 때문이다. 신장된 자세에서 로우 동작으로 몸을 직상방으로 올린 다음, 천천히 한쪽으로 미끄러지고, 천천히 다른 쪽으로 미끄러진 후, 다시 중앙으로 미끄러지고, 마지막으로 몸을 내려 시작 자세로 되돌아간다. 이렇게 해서 1회 반복이다. 먼저 이동하는 쪽을 각각의 반복에서 교대한다.

응용운동

한팔 거꾸로 로우(One-Arm Inverted Row)

양팔 로우 응용운동들을 터득하였으면, 한팔 거꾸로 로우의 연습을 시작할 차례이다. 몸을 상당히 경사시킨 상태로 시작할 수 있다면, 운동을 처음부터 좋은 자세로 수행할 수 있을 것이다. 처음에는 몸이 약간 회전되어도 괜찮으나, 시간이 흐르면서는 운동 내내 회전을 제한하도록 한다. 이 운동은 타월을 사용하기에 아주 적합하다.

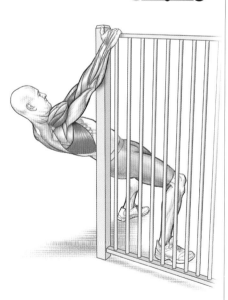

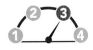

견갑골 으쓱하기(Scapular Shrug)

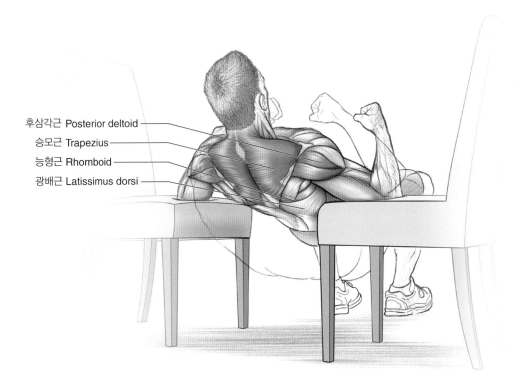

후삼각근 Posterior deltoid
승모근 Trapezius
능형근 Rhomboid
광배근 Latissimus dorsi

운동

1. 몸을 누여 2개의 소파, 의자 또는 웨이트 벤치 사이에 위치시키되, 양발을 바닥에 대고, 엉덩이를 신전 시켜 어깨와 정렬하며, 상완의 등이 몸통에 대해 약 45도 각도를 이루면서 자리에 얹히게 한다.
2. 팔꿈치로 자리를 찍어 견갑골을 서로 조인다. 이렇게 하면 가슴이 짧은 운동범위로 올라갈 것이다.
3. 절제된 동작으로 몸을 내려 시작 자세로 되돌아가고 반복한다.

관련근육

주동근육: 승모근, 능형근, 후삼각근
이차근육: 광배근, 대둔근, 대퇴사두근(대퇴직근, 외측광근, 내측광근, 중간광근), 척추기립근(극근, 최장 근, 장늑근), 햄스트링(대퇴이두근, 반건양근, 반막양근)

운동지침

이 운동 중에는 2개의 의자 사이에 걸치면서 몸을 교각 자세로 유지한다. 팔꿈치로 의자를 찍어 누르고 견갑골을 서로 조임으로써 견갑골 후인근을 표적으로 하는 운동범위가 짧은 운동을 수행하게 된다. 가슴을 세우고 엉덩이를 올린 상태를 유지하며, 내려가면서 동작을 제어한다.

응용운동

구석서 견갑골 으쓱하기(Corner Scapular Shrug)

구석을 등지고 서서 상완을 양측 벽에 대고 양발을 구석에서 몇 십 센티미터 앞쪽으로 내민다. 견갑골을 함께 조여 몸을 구석 반대쪽으로 내민다. 이 운동은 견갑골 후인근을 표적으로 하는 운동범위가 짧은 운동이다. 발의 위치를 조정하여 딱 적절한 부하를 제공하는 적절한 거리를 찾는다.

타월 페이스 풀(Towel Face Pull)

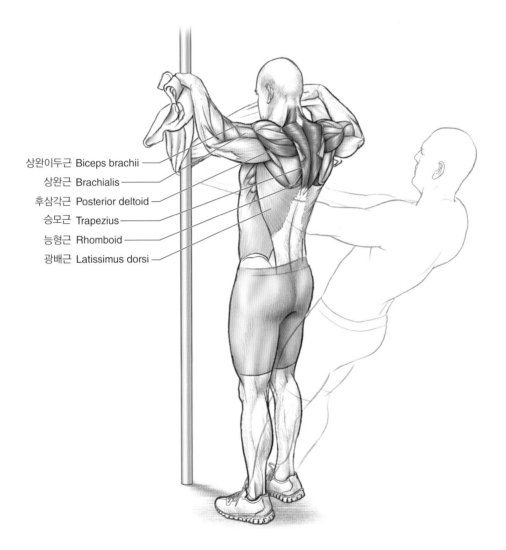

상완이두근 Biceps brachii
상완근 Brachialis
후삼각근 Posterior deltoid
승모근 Trapezius
능형근 Rhomboid
광배근 Latissimus dorsi

운동

1. 봉에 두른 타월의 양끝을 잡고 몸을 뒤로 기울여 신장된 자세에서 타월이 자신의 체중을 지지하도록 한다.
2. 가슴을 올리고 중심부를 긴장시킨 상태로 그리고 몸을 일직선으로 유지하면서, 견갑골을 서로 조이며 양손을 귀 쪽으로 당긴다.
3. 몸을 내려 시작 자세로 되돌아간다.

관련근육

주동근육: 승모근, 능형근, 후삼각근
이차근육: 광배근, 상완근, 상완이두근

운동지침

타월 페이스 풀은 때때로 하면 견갑골 안정성과 어깨 건강에 아주 좋은 운동이다. 이 운동은 로우 운동과 약간 다르게 견갑골 근육을 단련시키고 다양성을 제공한다. 당신은 거꾸로 로우를 수행하는 경우와 동일한 각도에서 타월 페이스 풀을 수행할 수는 없을 것이다. 왜냐하면 이 동작 패턴에서 당신은 그만큼 그리 강하지 않을 것이므로 더 가파른 몸 각도를 요할 것이기 때문이다. 가슴을 올린 상태를 유지하고 완전한 운동범위로 움직인다. 이 운동에서는 몸을 긴장시킨 상태를 유지하고 운동범위의 끝부분에서 견갑골을 서로 조인다면 근육을 단련시키기 위해 많은 각도를 요하지 않는다.

CHAPTER 7
넓적다리
THIGHS

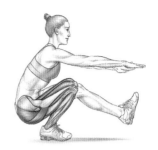

어디든 헬스클럽에 갔다 하면 보는 것이 상체가 잘 발달된 사람들이다. 그저 자신의 체중만으로 훈련하는 사람들도 대개 흉근, 어깨, 광배근과 팔이 인상적이다. 그러나 이러한 리프터들은 대부분 거꾸로 든 백열전구처럼 하체가 빈약한 백열전구 증후군(light bulb syndrome)을 겪고 있어 다리가 새 다리나 다름없다.

많은 리프터가 뼈 빠지게 자신의 상체를 단련시키지만 다리 훈련은 거르거나, 기껏해야 다리 훈련 날에 형식적으로 레그 프레스, 레그 신전 및 레그 컬을 한두 세트 하는 정도이다. 이는 다리 훈련을 아예 회피하는 경우는 물론이고 러닝머신에서 달리는 것으로 다리를 단련시킨다고 주장하는 경우보다 훨씬 더 낫기는 하지만, 이러한 부실한 다리 운동은 개선의 여지를 많이 남긴다. 그리고 앞서 말하였듯이 운동하는 대부분의 사람이 푸시업, 풀업과 싯업을 잘 알고 있기 때문에 많은 리프터에게 체중만 이용하는 효과적인 상체 훈련은 직감적으로 와 닿으나, 대부분이 자신의 체중만으로 다리를 효과적으로 단련시키는 방법에 대해서는 전혀 감을 잡지 못한다. 다행히도 약간 창의력을 발휘하면 자신의 체중만을 저항으로 이용해 인상적인 하체 근육을 만들기가 쉽다.

나는 나의 다리 발달을 매우 자랑스러워하는데, 그건 다년간 각고의 노력을 나타내기 때문이다. 내가 유전적으로 근육질이 넓적다리를 가진 소인을 가져서기 이니며, 그런 것과는 거리가 멀다. 다년간의 성실성과 노력을 통해 나는 다리를 주목할 만한 수준으로 만들었다. 그리고 내가 웨이트로 훈련하기는 하지만, 나는 하체에 대해 오직 보디웨이트 트레이닝으로만 전환한다 해도 나의 넓적다리 근육을 유지할 수 있고 확장시킬 가능성도 높다고 확신한다. 내가 어떻게 그리도 확신할 수 있을까? 곧 알게 되겠지만 다리를 위한 도전적이고 효과적인 보디웨이트 운동이 수십 가지 있기 때문이다.

리프터들은 자신의 하체 발달에 자긍심을 가지고 하체 훈련과 관련된 어려움을 인내하는 법을 배워야 한다. 내가 수년간 설득한 끝에 내 남동생은 마침내 다리를 훈련시키기 시작했다. 이전에 그는 가슴과 팔을 주 2회 그리고 등과 어깨를 주 2회 단련시켰지, 다리 훈련은 전혀 하지 않았다. 나의 조언에 따라 그는 매주 다리 훈련 날을 하루 추가했는데, 그는 "다리 훈련 날은 상체 훈련 날들을 모두 합친 것만큼 힘들다"고 말했다. 그의 말이 옳다. 상체 운동은 하체 복합운동(compound exercise, 동시에 많은 근육을 단련시키는 운동)처럼 힘들지 않은데, 복합운동에서는 주로 세트 중에 단련되는 근육량이 상당하기 때문이다. 예를 들어 불가리아 스플릿 스쿼트는 대퇴사두근, 대둔근과 햄스트링을 주작용근으로 동원하나, 비복근, 가자미근, 내전근, 중둔근, 소둔근, 요방형근과 다열근을 포함해 기타 많은 근육도 동작에 기여한다.

여성에게 다리 훈련은 반드시 필요하다. 운동선수 모습의 넓적다리를 하고 있으면 청바지, 스커트, 드레스, 수영복을 입거나 혹은 아무것도 걸치지 않을 때 몸매가 훨씬 돋보인다. 그러나 하체 훈련은 그저 체형을 발달시키기 위한 것만은 아니다. 하체 운동은 대부분의 근육량을 표적으로 하기 때문에, 수행에 상당한 양의 에너지를 요하므로 살 빼기에 그만이다. 사실 격렬한 다리 운동은 전통적인 중심부 운동보다 복근을 드러내는 데 더 효과적이다. 그리고 다리 훈련에서는 대사적 후연소(afterburn)를 일으켜 실제로 운동을 한 후 24시간 이상 동안 엔진의 활성화를 유지한다. 결국 24시간 내내 칼로리가 추가로 연소되어, 날씬한 몸매를 유지하는 데 도움이 된다.

넓적다리 근육

넓적다리는 많은 근육으로 이루어져 있다. 많은 사람이 먼저 생각하는 넓적다리 근육은 대퇴사두근(quadriceps femoris)과 햄스트링(hamstrings)이다. 전방의 대퇴사두근은 대퇴직근(rectus femoris), 내측광근(vastus medialis), 외측광근(vastus lateralis), 중간광근(vastus intermedius) 등 4개 부위로 구분된다(그림 7-1a). 이들 근육은 슬관절을 신전시키며, 그 중 대퇴직근은 고관절도 지나가 고관절을 굴곡시킨다. 후방의 햄스트링은 대퇴이두근(biceps femoris), 반건양근(semitendinosus), 반막양근(semimembranosus) 등 3개 근육으로 이루어져 있다(그림 7-1b). 이들 근육은 고관절을 신전시키고 슬관절을 굴곡시킨다. 대퇴이두근에는 장두(long head)와 단두(short head)가 있다. 여기서 단두는 고관절을 지나가지 않는 유일한 햄스트링 근육이므로 고관절을 신전시키지 않는다.

넓적다리의 내측에 있는 내전근(adductors)은 단내전근(adductor brevis), 장내전근(adductor longus)과 대내전근(adductor magnus)으로 이루어져 있다. 이들 근육은 넓적다리에서 상당한 부분을 차지하므로 무시해서는 안 된다. 내전근의 주요 역할은 물론 내전(다리를 몸의 중앙 쪽으로 움직이는 동작)이지만, 넓적다리의 자세에 따라 고관절의 굴곡(장/단내전근 하부) 및 신전(대내전근 하부)에도 기여한다. 다행히도 내전근은 한다리 운동에서 좋은 훈련 자극을 받는다.

넓적다리에는 요근(psoas, 중요한 고관절 굴근), 박근(gracilis), 치골근(pectineus), 봉공근(sartorius) 등 기타 근육이 많으나, 여러분이 모든 근육의 정확한 기능을 알아야 하는 것은 아니다. 그러나 적절한 자세로 다리를 효과적으로 훈련시키는 방법은 이해해야 한다.

넓적다리의 작용과 동작

넓적다리 근육은 스포츠와 기능적 동작에 상당히 관여한다. 대퇴사두근은 수직 점프에서 가장 중요한 근육일 것이며, 러닝, 커트, 착지와 감속에도 중요하다. 햄스트링은

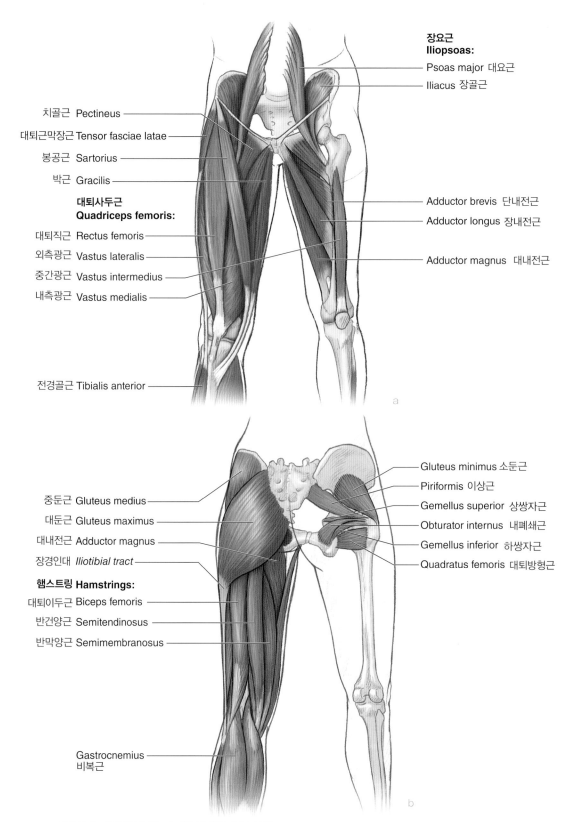

장요근
Iliopsoas:
Psoas major 대요근
Iliacus 장골근

치골근 Pectineus
대퇴근막장근 Tensor fasciae latae
봉공근 Sartorius
박근 Gracilis

대퇴사두근
Quadriceps femoris:
대퇴직근 Rectus femoris
외측광근 Vastus lateralis
중간광근 Vastus intermedius
내측광근 Vastus medialis

Adductor brevis 단내전근
Adductor longus 장내전근
Adductor magnus 대내전근

전경골근 Tibialis anterior

a

Gluteus minimus 소둔근
Piriformis 이상근
Gemellus superior 상쌍자근
Obturator internus 내폐쇄근
Gemellus inferior 하쌍자근
Quadratus femoris 대퇴방형근

중둔근 Gluteus medius
대둔근 Gluteus maximus
대내전 Adductor magnus
장경인대 *Iliotibial tract*
햄스트링 Hamstrings:
대퇴이두근 Biceps femoris
반건양근 Semitendinosus
반막양근 Semimembranosus

Gastrocnemius
비복근

b

그림 7-1. 대퇴부의 근육: 다리의 (a) 앞쪽과 (b) 뒤쪽

전력 질주에서 가장 중요한 근육일 것이다. 웨이트 트레이닝에서 대퇴사두근은 스쿼트 운동에 그리고 햄스트링은 데드리프트 운동에 상당히 기여한다. 다리 근력 및 파워를 많이 요하는 스포츠 동작은 너무 많기 때문에 일일이 다 거론할 수는 없을 것이다. 스피드, 파워와 민첩성을 요하는 모든 지상 스포츠는 주로 다리 근육에 의존하며, 수영, 조정과 등반도 추진을 위해 고관절 및 슬관절 신전을 결합해 사용한다. 햄스트링은 슬관절과 고관절을 모두 지나가기 때문에, 폭발적인 동작에서 슬관절로부터 고관절로 파워를 전달하는 데 중요한 역할을 한다.

대부분의 스포츠가 한 번에 하나의 다리로 수행된다는 점을 고려하면, 한다리 하체 운동을 루틴에 많이 포함시키는 것이 타당하다. 한다리 운동은 감각운동(균형) 기술을 발달시키면서 동시에 근력과 파워를 향상시킨다.

많은 운동선수가 대퇴사두근 우세라고 생각되는데, 그들의 대퇴사두근이 햄스트링을 압도하기 때문이다. 햄스트링에 비해 대퇴사두근이 압도하는 운동선수들은 흔히 점프, 러닝, 착지와 커트를 할 때 이상적으로 움직이지 못하므로 부상을 당할 가능성이 있다. 이러한 이유로 강한 햄스트링을 발달시키는 것이 중요하다. 강한 대퇴사두근은 스포츠에 중요하나, 고관절 신근이자 슬관절 굴근인 햄스트링도 강해야 한다. 슬관절 굴곡 운동은 햄스트링의 원위부(무릎에 더 가까운 부위)를 더 많이 단련시키는 반면, 고관절 신전 운동은 햄스트링의 근위부(엉덩이에 더 가까운 부위)를 더 많이 단련시킨다. 이 장에는 다양한 햄스트링 운동이 포함되어 있어 햄스트링을 모든 기능에 걸쳐 그리고 완전한 운동범위로 강화할 수 있으므로, 당신에게 미흡한 점이 없을 것이다.

이 장에 소개된 많은 동작 패턴은 당신의 운동 성공에 토대가 된다. 보디웨이트 스쿼트, 몸 굽히기(엉덩이 접기, hip hinging), 런지 및 브리지에 포함된 기본적인 운동 패턴들은 많은 힘을 요하거나 빠른 속도로 이루어지는 스포츠 동작에서 당신이 어떻게 움직이고, 어떻게 부하를 전담하며, 어떻게 충격을 흡수하는지 결정에 큰 역할을 한다. 이러한 이유로 더 어려운 응용운동으로 넘어가기 전에 기본운동을 터득하고 적절한 자세를 배워야 한다.

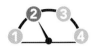

스모 스쿼트(Sumo Squat)

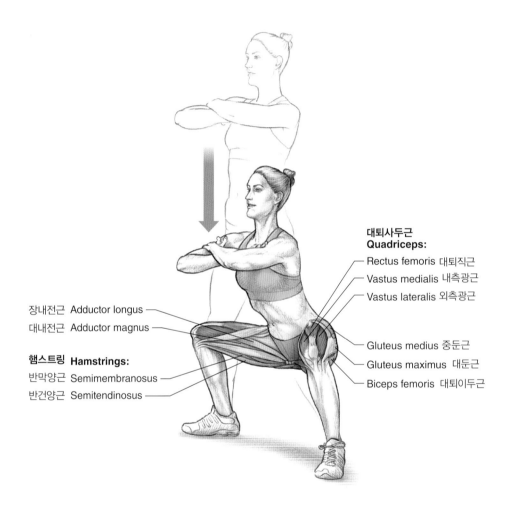

대퇴사두근
Quadriceps:

Rectus femoris 대퇴직근

Vastus medialis 내측광근

Vastus lateralis 외측광근

Gluteus medius 중둔근

Gluteus maximus 대둔근

Biceps femoris 대퇴이두근

장내전근 Adductor longus

대내전근 Adductor magnus

햄스트링 Hamstrings:

반막양근 Semimembranosus

반건양근 Semitendinosus

운동

1. 아주 넓은 스탠스를 취하고 양팔을 상체에서 교차시켜 팔짱을 낀다. 대부분의 사람은 발의 각도가 자연스레 45도로 벌어질 것이나, 각자의 엉덩이 해부구조에 따라 일부는 보다 똑바른 각도를 선호한다.

2. 깊숙이 앉아 스쿼트 자세를 취하되, 운동 내내 몸통을 똑바로 세우고 무릎을 바깥쪽으로 민 상태를 유지한다. 넓적다리가 지면과 평행할 때까지 몸을 내린다.

3. 몸을 올려 시작 자세로 되돌아간다.

관련근육

주동근육: 대퇴사두근(대퇴직근, 외측광근, 내측광근, 중간광근)

이차근육: 대둔근, 중둔근, 소둔근, 햄스트링(대퇴이두근, 반건양근, 반막양근), 대내전근, 장내전근, 단내전근, 척추기립근(극근, 최장근, 장늑근), 심부 고관절 외회전근

운동지침

스모 스쿼트는 대퇴사두근 이상을 사용해 스쿼트를 하는 법을 가르쳐주므로 아주 좋은 운동이다. 이 경우에는 운동의 생체역학 때문에 고관절 내전근 및 외전근이 더 많이 활성화된다. 가슴을 올린 상태를 유지하고 동작의 바닥에서 고관절 신근을 충분히 신장시킨다.

벽에 대고 등고정 스쿼트(Wall Squat Isohold)

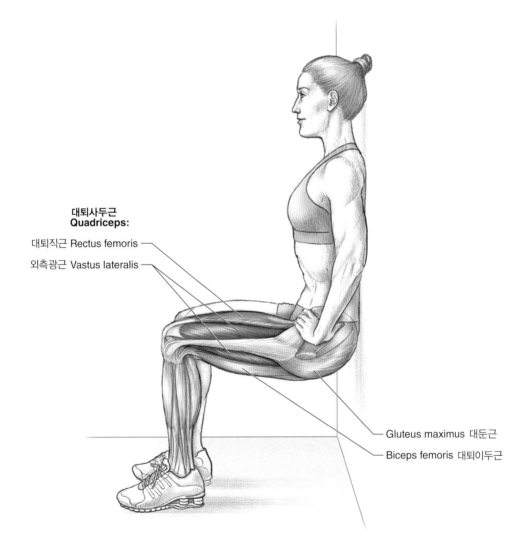

대퇴사두근
Quadriceps:

대퇴직근 Rectus femoris

외측광근 Vastus lateralis

Gluteus maximus 대둔근

Biceps femoris 대퇴이두근

운동

1. 양발을 앞쪽으로 두고 양손을 엉덩이에 얹은 채 벽에 등을 댄다.

2. 몸을 내려 엉덩이가 90도 각도에 이르고 넓적다리가 지면과 평행하도록 한다. 무릎이 90도 각도가 되어 정강이가 지면과 수직이 되고 양발은 지면과 평평하다.

3. 원하는 시간만큼, 즉 초보자의 경우 30초에서 상급자의 경우 120초까지 자세를 유지한다.

관련근육

주동근육: 대퇴사두근(대퇴직근, 외측광근, 내측광근, 중간광근)
이차근육: 대둔근, 햄스트링(대퇴이두근, 반건양근, 반막양근)

운동지침

벽에 대고 등고정 스쿼트는 기본적인 대퇴사두근 지구력 운동의 역할을 한다. 이 운동은 벽이 있으면 어디서든 할 수 있다. 가슴을 올리고 몸통을 세워 앉은 상태를 유지해 세트 내내 완벽한 자세를 유지한다. 세트 중에 엉덩이의 각도를 변화시켜 운동에 다양성을 추가한다. 예를 들어 엉덩이를 무릎보다 더 내리는 보다 어려운 엉덩이 각도로 시작한 다음, 세트가 힘들어지면서 넓적다리가 평행한 자세로 진행하고, 마지막으로 엉덩이가 무릎보다 더 높은 자세로 넘어간다.

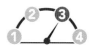

응용운동

벽에 대고 행진 스쿼트(Wall Squat March)

벽에 대고 등고정 스쿼트가 쉬워지면, 행진을 해서 운동을 더 어렵게 한다. 이는 쉬운 응용운동이 아니기 때문에 아마도 엉덩이가 무릎보다 더 높은 자세로 시작해야 할 것이다. 시간이 흐르면서는 엉덩이 각도를 90도로 해서 운동을 수행할 수 있을 것이다. 그저 한쪽 다리를 지면에서 올리고 한동안 유지한 다음, 다른 쪽 다리로 바꾸고 한동안 유지한 후, 다른 쪽 다리로 바꾼다. 대퇴사두근이 피로할 때까지 다리를 서로 여러 번 교대한다.

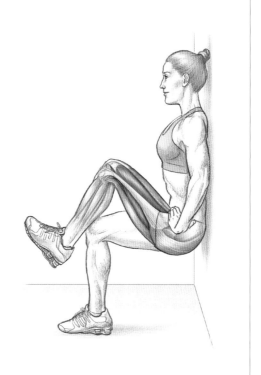

박스 스쿼트(Box Squat)

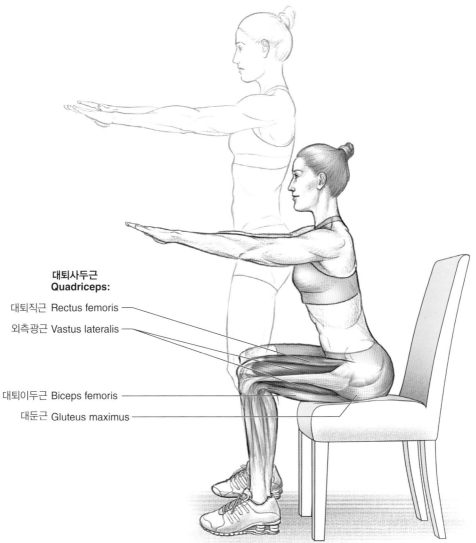

대퇴사두근
Quadriceps:

대퇴직근 Rectus femoris

외측광근 Vastus lateralis

대퇴이두근 Biceps femoris

대둔근 Gluteus maximus

운동

1. 양발을 어깨너비보다 더 넓게 벌리고 자신의 선호에 따라 펼친 채 선다. 견고한 박스, 벤치, 의자, 또는 계단의 모서리에 아주 가까이 선다.

2. 엉덩이를 접고 깊숙이 앉아 운동을 시작하되, 가슴을 올린 상태를 유지하고, 무릎을 바깥으로 유지해 발 끝 위로 지나가게 하며, 정강이를 바닥과 수직으로 유지한다. 발뒤꿈치를 통해 민다는 것을 기억한다.

3. 박스에 앉아 잠시 멈춘 다음 일어서되, 둔근을 조여 확실히 고정되도록 한다.

관련근육

주동근육: 대퇴사두근(대퇴직근, 외측광근, 내측광근, 중간광근)

이차근육: 대둔근, 중둔근, 소둔근, 햄스트링(대퇴이두근, 반건양근, 반막양근), 척추기립근(극근, 최장근, 장늑근)

운동지침

박스 스쿼트는 기타 유형의 스쿼트를 시도하기 전에 터득해야 하는 기본적인 스쿼트 패턴이다. 이러한 스쿼트 패턴은 깊숙이 앉고 엉덩이를 사용하는 방법을 가르쳐준다. 또한 무릎을 바깥으로 유지하여 운동 중에 무릎이 안으로 휘어지지 않도록 하는 방법을 가르쳐준다. 운동 내내 가슴을 올린 상태를 유지하고 발뒤꿈치를 통해 민다. 대부분의 사람이 앉았을 때 넓적다리를 지면과 평행하게 하는 높이의 박스로 시작할 수 있다. 근력이 떨어지는 사람들은 다소 더 높은 박스로 시작해야 하며, 탄탄한 사람들은 아래와 같은 낮은 박스 스쿼트 운동으로 직행할 수 있을 것이다. 스쿼트를 하면서 엉덩이를 사용하는 방법을 배우는 것이 중요하다. 왜냐하면 이러한 훈련은 경기장에서 점프 및 민첩성 수행으로 이행할 것이며, 이는 무릎의 부담을 덜고 폭발력을 더 크게 증가시킬 것이기 때문이다.

 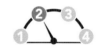

응용운동

낮은 박스 스쿼트(Low Box Squat)

낮은 박스 스쿼트는 약 30cm 높이의 견고한 박스로 한다. 무릎이 다소 앞쪽으로 나가고 정강이를 지면과 수직으로 유지하지 못할 것이지만, 목표는 여전히 깊숙이 앉고 운동 수행을 위해 거의 대퇴사두근에 의존하기보다는 더 강한 고관절 신근을 사용하는 것이다.

응용운동

점프 박스 스쿼트(Jump Box Squat)

점프 박스 스쿼트는 폭발적인 플라이오메트릭 응용운동으로, 보통의 박스 스쿼트에서 하듯이 박스(혹은 견고한 의자)에 깊숙이 앉은 다음 힘차게 일어서 점프한다. 부드럽게 착지하고 작용하는 모든 관절(특히 고관절)에 부하를 분배해 충격을 적절히 흡수한다.

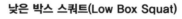

풀 스쿼트(Full Squat)

운동

1. 좁은 스탠스로 그리고 양발을 펼친 채 선다. 대부분의 사람은 발을 30도로 펼치면 가장 편하다고 하나, 이는 개개인의 엉덩이 해부구조에 의존한다. 양팔을 몸의 앞쪽에서 교차시켜 팔짱을 낀다.

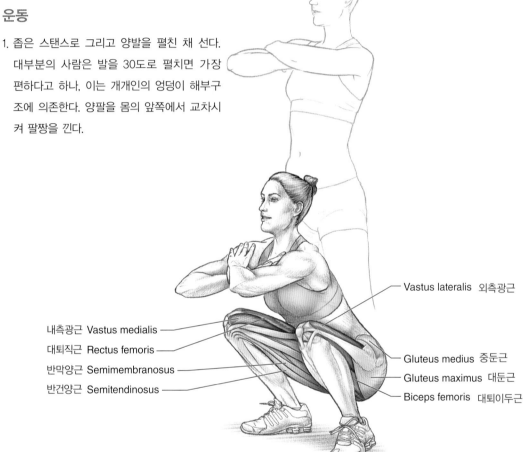

내측광근 Vastus medialis
대퇴직근 Rectus femoris
반막양근 Semimembranosus
반건양근 Semitendinosus

Vastus lateralis 외측광근

Gluteus medius 중둔근
Gluteus maximus 대둔근
Biceps femoris 대퇴이두근

2. 무릎과 엉덩이를 동시에 접고 직하방으로 내려앉아 운동을 시작한다. 발 전체에 체중을 싣고 가슴을 올린 상태를 유지하며, 동작의 바닥에서 무릎을 바깥으로 밀어 무릎이 발의 정중선 위로 나아가도록 한다.
3. 등 하부를 곧게 유지하면서 가능한 한 깊이 내려간 다음, 선 자세로 일어난다.

관련근육

주동근육: 대퇴사두근(대퇴직근, 외측광근, 내측광근, 중간광근)

이차근육: 대둔근, 중둔근, 소둔근, 햄스트링(대퇴이두근, 반건양근, 반막양근), 척추기립근(극근, 최장근, 장늑근)

운동지침

풀 스쿼트는 겉으로는 간단한 운동으로 보이지만 실제로는 발목관절의 족배굴곡(dorsiflexion) 유연성, 고관절의 굴곡 유연성과 흉추의 신전 유연성을 상당히 요한다. 이는 무릎이 동작의 바닥에서 발가락으로 디뎌 오르지 않고 앞쪽으로 꽤 멀리 나아갈 수 있어야 하고, 엉덩이가 요추가 구부러지거나 골반이 후방으로 경사되지 않은 채 낮게 내려앉을 수 있어야 하며, 등 상부가 구부러지지 않도록 이 부위가 긴장된 상태를 유지해야 한다는 의미이다. 이러한 이유로 많은 사람이 가동성을 증가시킨 연후에 이 운동을 수행할 수 있다고 한다. 또한 풀 스쿼트는 중심부 안정성과 둔근 활성화를 상당히 요하므로, 인내심을 가지고 양보다는 질에 집중한다. 시간이 흐르면서 풀 스쿼트는 더 쉬워질 것이나, 운동에 서서히 익숙해지고 운동을 올바로 수행하기 위해 필요한 유연성과 안정성을 기르도록 시간을 가진다. 엉덩이는 무릎 사이에 내려앉으며, 무릎은 바깥으로 밀어야 한다.

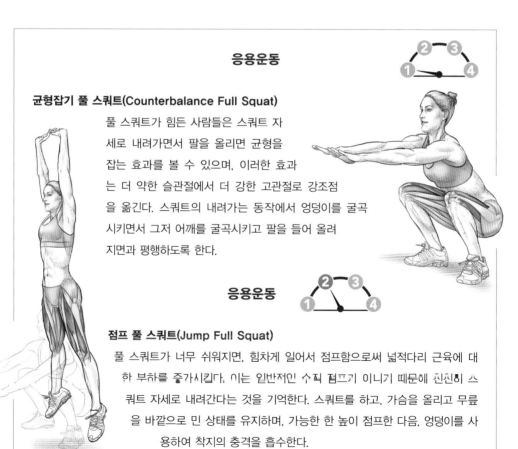

응용운동

균형잡기 풀 스쿼트(Counterbalance Full Squat)

풀 스쿼트가 힘든 사람들은 스쿼트 자세로 내려가면서 팔을 올리면 균형을 잡는 효과를 볼 수 있으며, 이러한 효과는 더 약한 슬관절에서 더 강한 고관절로 강조점을 옮긴다. 스쿼트의 내려가는 동작에서 엉덩이를 굴곡시키면서 그저 어깨를 굴곡시키고 팔을 들어 올려 지면과 평행하도록 한다.

응용운동

점프 풀 스쿼트(Jump Full Squat)

풀 스쿼트가 너무 쉬워지면, 힘차게 일어서 점프함으로써 넓적다리 근육에 대한 부하를 증가시킨다. 이는 일반적인 수직 점프기 이니기 때문에 신신히 스쿼트 자세로 내려간다는 것을 기억한다. 스쿼트를 하고, 가슴을 올리고 무릎을 바깥으로 민 상태를 유지하며, 가능한 한 높이 점프한 다음, 엉덩이를 사용하여 착지의 충격을 흡수한다.

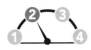

시시 스쿼트(Sissy Squat)

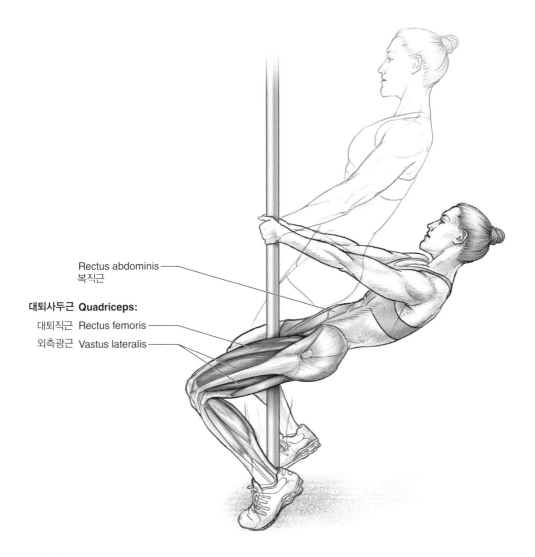

Rectus abdominis
복직근

대퇴사두근 Quadriceps:

대퇴직근 Rectus femoris

외측광근 Vastus lateralis

운동

1. 좁은 스탠스로 선 자세에서 시작한다. 균형을 잡기 위해 앞에 있는 어떤 것을 붙잡는다.

2. 무릎을 접어 내밀면서 몸통을 뒤로 기울이고 발가락으로 디뎌 올림으로써 몸을 내린다.

3. 원하는 깊이에 이를 때까지 내려간 다음, 일으켜 시작 자세로 되돌아간다.

관련근육

주동근육: 대퇴사두근(대퇴직근, 외측광근, 내측광근, 중간광근)
이차근육: 복직근

운동지침

시시 스쿼트는 대퇴사두근을 표적으로 하고 고관절 신근의 관여를 배제하기 때문에 보디웨이트 다리 신전 운동으로 생각할 수 있다. 이 운동은 슬관절에 상당한 압박을 가하기 때문에 많은 사람이 운동에 문제가 있다고 하므로, 안전하게 수행하고 운동에 서서히 익숙해지도록 한다. 무릎이 편안한 깊이로만 내려가고 시간이 흐르면서 점차 깊이를 증가시킨다. 세트 내내 대퇴사두근이 동작을 제어하는 것을 느끼도록 한다.

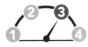

한다리 박스 스쿼트(Single-Leg Box Squat)

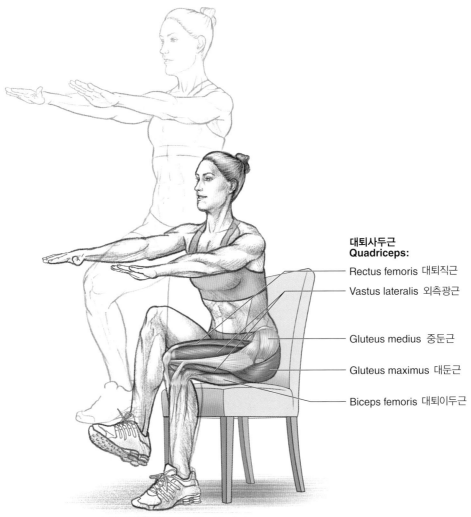

대퇴사두근
Quadriceps:

Rectus femoris 대퇴직근

Vastus lateralis 외측광근

Gluteus medius 중둔근

Gluteus maximus 대둔근

Biceps femoris 대퇴이두근

운동

1. 견고한 박스, 벤치, 의자, 또는 계단 앞에서 손을 몸의 앞쪽으로 둔 채 선다.

2. 한쪽 다리로 선 자세에서 박스 표면에 깊숙이 앉되, 가슴을 올리고 척추를 견고하게 한 상태를 유지한
   다. 발뒤꿈치를 통해 밀면서 무릎은 발 중간 위에 위치한다.

3. 균형을 잡기 위해 팔을 들어 올린다. 박스에서 잠시 멈춘 다음, 일어서 시작 자세로 되돌아가면서 둔근
   을 조이도록 한다.

관련근육

주동근육: 대퇴사두근(대퇴직근, 외측광근, 내측광근, 중간광근), 대둔근

이차근육: 햄스트링(대퇴이두근, 반건양근, 반막양근), 대내전근, 장내전근, 단내전근, 중둔근, 소둔근, 심부 고관절 외회전근

운동지침

한다리 박스 스쿼트는 간단히 박스의 높이를 변화시켜 난이도를 조정할 수 있도록 해주는 효과적인 한다리 운동이다. 초보자는 한다리형으로 넘어가기 전에 양다리형을 터득해야 한다. 양다리 패턴에 능숙해지면, 높은 박스로 한다리형의 수행을 시작하여 적절한 테크닉을 배울 수 있도록 한다. 무릎이 안팎으로 휘어지지 않도록 한다. 운동 중에 팔을 올리는 것은 효과적인 대항동작의 역할을 하여, 부하를 무릎에서 엉덩이로 옮긴다.

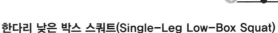

응용운동

한다리 낮은 박스 스쿼트(Single-Leg Low-Box Squat)

한다리 박스 스쿼트에서 진전을 이루면, 박스의 높이를 낮춰 계속해서 운동의 효과를 높일 수 있을 것이다. 박스의 높이를 낮춰가면서는 그만큼 멀리 그리 깊숙이 앉을 수 없을 것이고 균형을 유지하기 위해 무릎이 다소 앞쪽으로 나가도록 해야 할 것이다. 요추가 아치를 이룬 상태를 유지하고 척추기립근을 강하게 수축시켜 골반이 후방으로 경사되지 않도록 한다.

응용운동

점프 한다리 박스 스쿼트(Jumping Single-Leg Box Squat)

점프 한다리 박스 스쿼트는 엉덩이의 안정성, 균형 및 근력을 상당히 요하는 상급 운동이다. 수축기 동안 몸을 지면에서 뛰어 올릴 정도의 파워로 가속화함으로써 단지 동작에 점프를 추가하되, 점프가 유연하고 자연스러워 보이도록 한다. 그렇지 않다면, 이 응용운동을 위한 준비가 아직 되어 있지 않은 것이다. 한다리 운동은 신체의 감각운동 기술을 단련시켜, 특히 나이가 들면서 중요한 균형의 향상을 촉진한다.

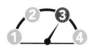

스케이터 스쿼트(Skater Squat)

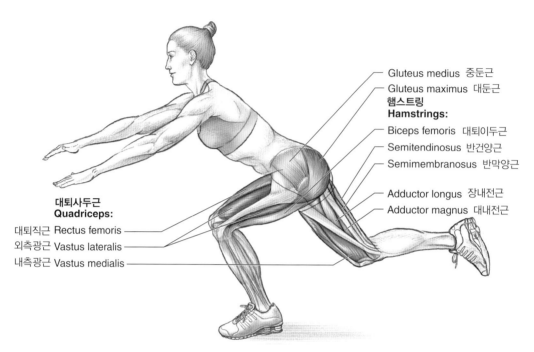

Gluteus medius 중둔근
Gluteus maximus 대둔근
햄스트링
Hamstrings:
Biceps femoris 대퇴이두근
Semitendinosus 반건양근
Semimembranosus 반막양근

Adductor longus 장내전근
Adductor magnus 대내전근

대퇴사두근
Quadriceps:
대퇴직근 Rectus femoris
외측광근 Vastus lateralis
내측광근 Vastus medialis

운동

1. 한쪽 다리로 서고 손을 몸의 앞쪽으로 둔다.

2. 엉덩이와 무릎을 접으면서 몸통을 앞쪽으로 기울여, 깊숙이 앉는다.

3. 노는 다리의 무릎이 지면에 접근하거나 닿을 때까지 내려간다. 일어서 시작 자세로 되돌아간다. 먼저 약한 다리로 모든 반복을 수행한 다음, 강한 다리로 바꾸어 반복한다.

관련근육

주동근육: 대퇴사두근(대퇴직근, 외측광근, 내측광근, 중간광근), 대둔근

이차근육: 햄스트링(대퇴이두근, 반건양근, 반막양근), 대내전근, 장내전근, 단내전근, 중둔근, 소둔근, 심부 고관절 외회전근

운동지침

스케이터 스쿼트는 넓적다리와 엉덩이를 철저히 단련시키는 대단한 하체 운동이다. 어깨를 굴곡시켜 균형을 잡아주고 뒤쪽 무릎이 지면에 닿거나 스칠 때까지 몸을 천천히 내린다. 무릎이 바닥에 부딪히지 않

도록 베개 또는 타월을 바닥에 놓아도 된다.

　대부분의 스포츠는 한 번에 하나의 다리로 이루어지기 때문에, 프로그램에 한다리 운동을 많이 포함시키는 것이 타당하다. 일반적으로 한다리 운동은 엉덩이의 측면 및 회전 안정성을 단련시키고, 운동 중에 측면 흔들림 또는 비틀림을 방지하기 위해 고관절 내전근, 외전근 및 회전근, 요방형근과 다열근 같은 근육의 협동을 요한다.

응용운동

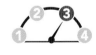

스케이터 스쿼트에서 무릎 올리기
(Skater Squat With Knee Raise)

무릎 올리기를 추가하면 한다리 안정성을 더욱 단련시키는데, 운동 내내 한쪽 다리로 서서 노는 다리를 고관절 신전에서 굴곡 자세로 옮겨야 하기 때문이다. 공중에 있는 다리의 엉덩이가 굴곡의 최고 지점에 있을 때 지지하는 다리의 둔근을 조이고 똑바로 선다.

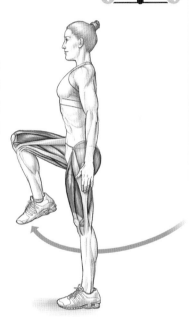

응용운동

점프 스케이터 스쿼트(Jumping Skater Squat)

점프 스케이터 스쿼트는 엉덩이의 안정성, 균형 및 근력을 상당히 요하는 상급 운동이다. 몸을 지면에서 올릴 정도의 파워로 몸을 위쪽으로 유연하게 가속화함으로써 그저 운동에 점프를 추가한다. 점프가 유연하고 자연스러워 보이지 않는다면, 이 응용운동을 위한 준비가 되어 있지 않은 것이다.

피스톨 스쿼트(Pistol Squat)

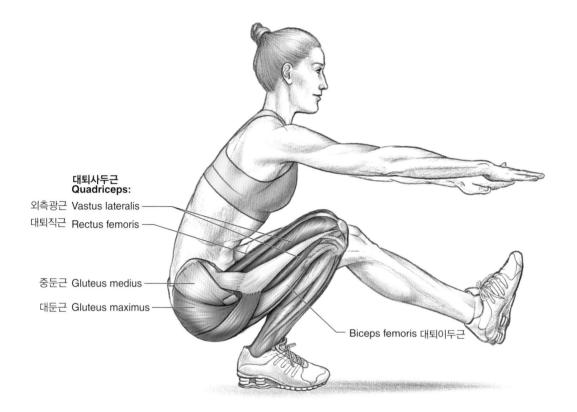

대퇴사두근
Quadriceps:

외측광근 Vastus lateralis

대퇴직근 Rectus femoris

중둔근 Gluteus medius

대둔근 Gluteus maximus

Biceps femoris 대퇴이두근

운동

1. 한쪽 다리로 선다.

2. 엉덩이와 무릎을 동시에 접어 내려앉는다. 팔을 올리고, 노는 다리의 엉덩이를 굴곡시키고, 가슴을 올린 상태를 유지하고, 발뒤꿈치를 통해 민다.

3. 원하는 깊이에 이를 때까지 내려간 다음 시작 자세로 되돌아간다.

관련근육

주동근육: 대퇴사두근(대퇴직근, 외측광근, 내측광근, 중간광근), 대둔근

이차근육: 햄스트링(대퇴이두근, 반건양근, 반막양근), 대내전근, 장내전근, 단내전근, 중둔근, 소둔근, 심부 고관절 외회전근

운동지침

피스톨 스쿼트는 아마도 하체에 가장 어려운 보디웨이트 운동일 것이다. 이 운동은 엉덩이 및 요추골반 안정성, 지지하는 다리의 둔근 및 대퇴사두근 근력, 노는 다리의 고관절 굴근 근력 및 유연성, 균형, 그리고 협동을 대단히 요한다. 많은 사람이 이 운동에서 볼기가 종아리의 뒤쪽에 닿을 때까지 쭉 내려앉는다. 이는 괜찮으나, 이 운동 중에 등이 너무 많이 구부러지고 골반이 너무 현저히 후방으로 경사될 경우에는 엉덩이의 유연성이 다하자마자 거기서 딱 멈추고 동작을 역순으로 밟는다. 몸통을 똑바로 세우고 가슴을 올린 상태를 유지한다. 등을 구부리지 않고서는 줄곧 바닥까지 갈 수 없다면, 엉덩이의 유연성이 다하자마자 거기서 바로 멈추고 동작을 역순으로 밟아도 무방하다.

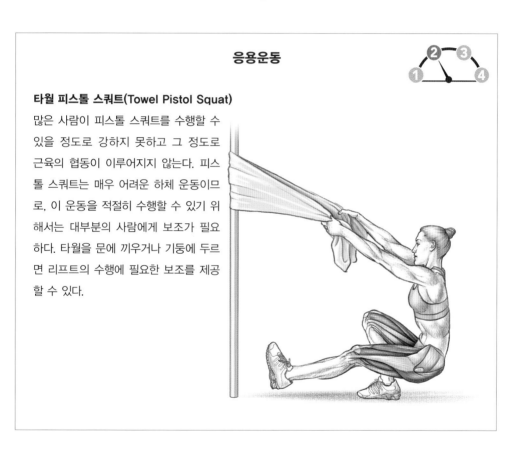

응용운동

타월 피스톨 스쿼트(Towel Pistol Squat)

많은 사람이 피스톨 스쿼트를 수행할 수 있을 정도로 강하지 못하고 그 정도로 근육의 협동이 이루어지지 않는다. 피스톨 스쿼트는 매우 어려운 하체 운동이므로, 이 운동을 적절히 수행할 수 있기 위해서는 대부분의 사람에게 보조가 필요하다. 타월을 문에 끼우거나 기둥에 두르면 리프트의 수행에 필요한 보조를 제공할 수 있다.

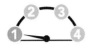

정적 런지(Static Lunge)

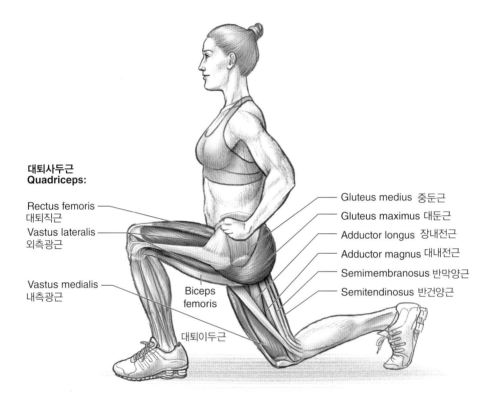

대퇴사두근
Quadriceps:

Rectus femoris
대퇴직근

Vastus lateralis
외측광근

Vastus medialis
내측광근

Biceps
femoris

대퇴이두근

Gluteus medius 중둔근

Gluteus maximus 대둔근

Adductor longus 장내전근

Adductor magnus 대내전근

Semimembranosus 반막양근

Semitendinosus 반건양근

운동

1. 엇갈린 스탠스 자세를 취하되 런지의 바닥에서 앞쪽 정강이가 바닥과 수직이 될 정도로 폭을 넓게 한다. 손은 엉덩이에 얹고 발은 정면을 향한다.
2. 몸통을 똑바로 세운 상태를 유지하면서, 뒤쪽 무릎이 지면에 접근하거나 닿을 때까지 내려간다.
3. 시작 자세로 되돌아간다.

관련근육

주동근육: 대퇴사두근(대퇴직근, 외측광근, 내측광근, 중간광근), 대둔근

이차근육: 햄스트링(대퇴이두근, 반건양근, 반막양근), 대내전근, 장내전근, 단내전근, 중둔근, 소둔근, 심부 고관절 외회전근

운동지침

정적 런지는 많은 사람에게 쉽다. 더 어려운 응용운동으로 넘어가기 전에 이러한 기본적인 런지 패턴을 터득한다. 스쿼트 자세에서 일어서면서 앞쪽 다리의 둔근이 몸을 위로 추진하는 것을 느끼도록 한다. 몸통을 똑바로 세운 상태를 유지하고 직상방과 직하방으로 움직인다. 뒤쪽 무릎이 바닥에 부딪히지 않도록 무릎 밑에 접은 타월 또는 베개를 놓아도 된다.

응용운동

서서 전방 런지(Forward Lunge)

정적 런지가 쉬워지면, 더 어려운 응용운동으로 넘어갈 차례이다. 런지 패턴의 난이도를 올리는 한 가지 방법은 선 자세에서 앞쪽으로 런지를 한 다음 시작 자세로 되돌아가는 것이다. 이 응용운동은 대퇴사두근을 더욱 강조하는데, 이 근육이 몸을 뒤와 위로 추진해 선 자세로 되돌리는 데 추가로 필요한 힘을 생성하기 때문이다.

응용운동

교대 점프 런지(Alternating Jump Lunge)

서서 전방 런지를 터득하였으면, 공중으로 점프하고 각각의 반복에서 다리를 교대하는 플라이오메트릭 런지를 하도록 한다. 교대 점프 런지를 할 때에는 직상방으로 가능한 한 높이 공중으로 튀겨 오르고 런지 자세로 내려앉아 착지의 충격을 흡수한다.

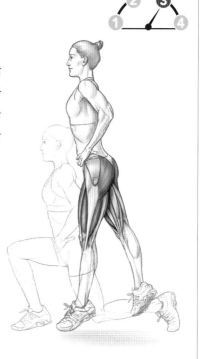

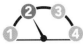

거꾸로 런지(Reverse Lunge)

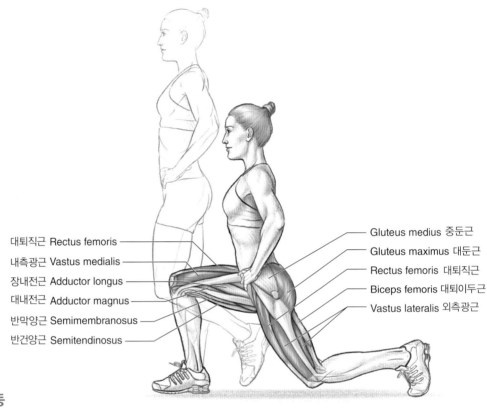

대퇴직근 Rectus femoris
내측광근 Vastus medialis
장내전근 Adductor longus
대내전근 Adductor magnus
반막양근 Semimembranosus
반건양근 Semitendinosus

Gluteus medius 중둔근
Gluteus maximus 대둔근
Rectus femoris 대퇴직근
Biceps femoris 대퇴이두근
Vastus lateralis 외측광근

운동

1. 발을 정면으로 향하게 하고 손을 엉덩이에 얹은 채 선다.
2. 대부분의 체중이 앞쪽 다리에 실린 상태를 유지하면서, 발을 뒤로 내딛고 몸통을 앞쪽으로 약 30도 기울이며 앞쪽 엉덩이로 내려앉고 내려가 뒤쪽 무릎이 지면에 접근하거나 닿도록 한다.
3. 일어서 시작 자세로 되돌아간다.

관련근육

주동근육: 대퇴사두근(대퇴직근, 외측광근, 내측광근, 중간광근), 대둔근
이차근육: 햄스트링(대퇴이두근, 반건양근, 반막양근), 대내전근, 장내전근, 단내전근, 중둔근, 소둔근, 심부 고관절 외회전근

운동지침

전방 런지는 대퇴사두근을 더욱 강조하지만, 거꾸로 런지는 엉덩이를 더욱 강조한다. 이 응용운동에서는

몸통을 똑바로 세울 필요가 없는데, 몸통을 앞쪽으로 기울여 엉덩이의 운동범위와 엉덩이에 가해지는 토크 부하를 증가시키기 때문이다. 앞쪽 다리의 둔근이 그 힘을 흡수하고 몸이 시작 자세로 되돌아가도록 돕는 것을 느껴본다.

많은 사람이 충분히 긴 보폭으로 발을 뒤로 내딛지 못한다. 운동의 효과를 극대화하는 보폭이란 면에서 최적의 길이가 존재한다. 시간이 흐르면 완벽한 거리를 알게 될 것이다.

런지는 둔근과 내전근을 아프게 하는 것으로 잘 알려져 있다. 이 운동에서는 특히 대내전근이 상당히 단련되는데, 밑으로 내려간 내전근은 훌륭한 고관절 신근이 되기 때문이다.

응용운동

심화 거꾸로 런지(Deficit Reverse Lunge)

거꾸로 런지를 터득하였으면, 높이가 약 15~25cm인 계단, 견고한 박스, 또는 낮은 탁자에 섬으로써 운동의 난이도를 올릴 수 있다. 규칙은 동일하게 적용되나, 이 응용운동은 엉덩이의 운동범위를 증가시키고 앞쪽 다리의 둔근에 더 큰 신장을 제공할 것이다. 이튿날에 주의하라. 이 운동은 나이 든 사람처럼 보이지 않게 앉을 수 있는 능력을 저하시킬지도 모른다. 엉덩이에 가해지는 신장 부하가 둔근을 심히 쑤시게 할 수 있기 때문이다.

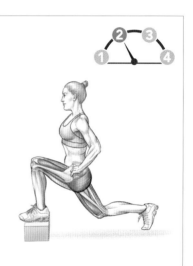

응용운동

계단 오르기와 거꾸로 런지 혼합
(Step-Up and Reverse Lunge Hybrid)

계단 오르기와 거꾸로 런지 혼합은 내가 가장 좋아하는 운동의 하나이다. 계단 오르기(156페이지)와 심화 거꾸로 런지를 터득하였으면, 매우 효과적인 복합 리프트를 수행할 수 있다. 계단 위에 서되, 발 전체를 계단에 올려 발꿈치를 통해 밀 수 있도록 한다. 발을 뒤로 내딛고 착지하자마자 런지 자세로 내려앉아, 둔근이 크게 신장되는 것을 느낀다. 가슴을 올리고 몸통을 약간 앞쪽으로 기울인 상태를 유지하면서, 튕겨 오른다. 대부분의 강조점을 앞쪽 다리로 유지하고 뒤쪽 다리를 사용해 너무 많은 보조를 받지 않도록 한다.

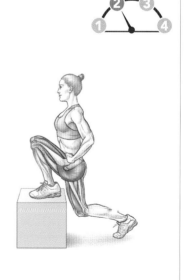

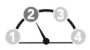

슬라이딩 런지(Sliding Lunge)

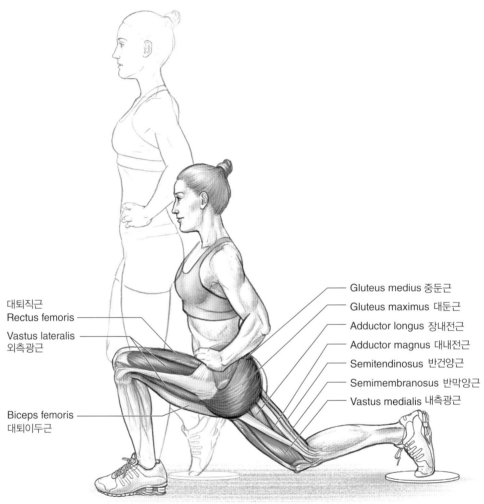

대퇴직근
Rectus femoris

Vastus lateralis
외측광근

Biceps femoris
대퇴이두근

Gluteus medius 중둔근

Gluteus maximus 대둔근

Adductor longus 장내전근

Adductor magnus 대내전근

Semitendinosus 반건양근

Semimembranosus 반막양근

Vastus medialis 내측광근

운동

1. 양발을 정면으로 향해 어깨너비 정도로 벌리고 서서 손을 엉덩이에 얹고 한쪽 발을 종이접시에 올려놓는다. 또한 시중의 미끄러지는 운동용 원반 또는 매끄한 바닥이라면 작은 손 타월을 사용해도 된다.

2. 대부분의 체중이 종이접시에 올려놓지 않은 발에 실린 상태를 유지하면서, 종이접시에 올려놓은 발을 뒤로 미끄러뜨리고 몸통을 앞쪽으로 약 30도 기울이며 앞쪽 엉덩이로 내려앉고 내려가 뒤쪽 무릎이 지면에 접근하거나 닿도록 한다.

3. 일어서 시작 자세로 되돌아간다.

관련근육

주동근육: 대퇴사두근(대퇴직근, 외측광근, 내측광근, 중간광근), 대둔근

이차근육: 햄스트링(대퇴이두근, 반건양근, 반막양근), 대내전근, 장내전근, 단내전근, 중둔근, 소둔근, 심부 고관절 외회전근

운동지침

이 운동은 거꾸로 런지와 비슷하며, 다만 슬라이딩 런지에서는 발이 항상 지면과 접촉한 상태를 유지한다는 점이 다르다. 많은 사람이 거꾸로 런지에 비해 이 응용운동을 선호하나, 그건 개개인에 달려 있다. 나는 표준 리버스 런지를 더 좋아하지만, 둘 다 시도해보고 스스로 판단하라. 어쨌든 둘 다 훌륭한 응용운동이고 그 런지 패턴은 전반적인 엉덩이 근력에 필수적인 것이므로, 때때로 두 응용운동을 다 수행하면 잘못될 리가 없다.

계단 오르기(Step-Up)

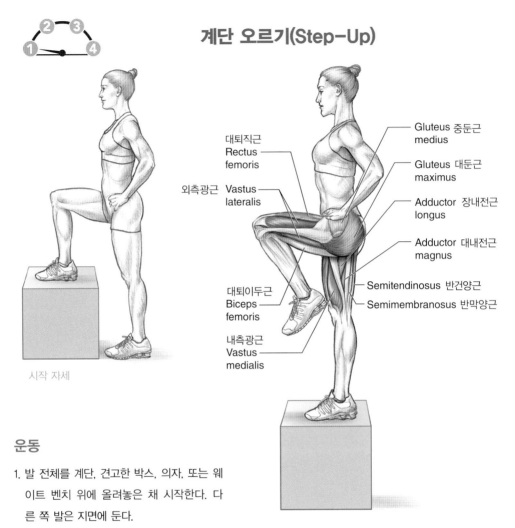

시작 자세

대퇴직근
Rectus
femoris

외측광근 Vastus
lateralis

대퇴이두근
Biceps
femoris

내측광근
Vastus
medialis

Gluteus 중둔근
medius

Gluteus 대둔근
maximus

Adductor 장내전근
longus

Adductor 대내전근
magnus

Semitendinosus 반건양근
Semimembranosus 반막양근

운동

1. 발 전체를 계단, 견고한 박스, 의자, 또는 웨 이트 벤치 위에 올려놓은 채 시작한다. 다 른 쪽 발은 지면에 둔다.

2. 체중을 앞쪽으로 옮기고 계단을 올라 체중을 들어 올리되, 위쪽 다리가 대부분의 일을 하고 아래쪽 다 리가 너무 많은 탄력을 제공하지 않도록 한다.

3. 똑바로 서서 지지하는 다리(위쪽 다리)의 둔근을 조인다. 아래쪽 다리가 박스에 닿지 않도록 하면서(이 하 공중에 있는 다리) 바로 엉덩이를 굴곡시켜 공중에 있는 다리의 무릎을 들어 올린다. 천천히 절제 된 동작으로 몸을 내려 시작 자세로 되돌아간다.

관련근육

주동근육: 대퇴사두근(대퇴직근, 외측광근, 내측광근, 중간광근), 대둔근

이차근육: 햄스트링(대퇴이두근, 반건양근, 반막양근), 대내전근, 장내전근, 단내전근, 중둔근, 소둔근, 심 부 고관절 외회전근, 요근

운동지침

계단 오르기는 세월의 검증을 거친 대표적인 운동이다. 근력이 약한 사람들은 아주 낮은 높이로부터 시작해 시간이 흐르면서 서서히 높이를 올려가야 할 것이다. 발의 절반만 계단에 올려놓는 실수를 범해서는 안 되는데, 이렇게 하면 발뒤꿈치를 통해 밀지 못하기 때문이다. 게다가 아래쪽 다리를 사용하여 몸을 폭발적으로 올리도록 도와서는 안 되는데, 그러면 주로 지지하는 다리(위쪽 다리)에 의존하지 못한다. 마지막으로, 올라가면서 공중에 있는 다리(아래쪽 다리)의 발이 박스에 닿아서는 안 된다. 그러면 몸을 받치게 되고 두 다리를 사용하여 운동을 종료하기가 쉽다. 완전한 운동범위를 사용하도록 하고 다리가 시작에서 종료까지 대부분의 일을 하도록 한다.

응용운동

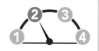

높은 계단 오르기(High Step-Up)

표준 계단 오르기에 능숙해지면, 계속해서 더 높은 계단을 찾아 운동의 난이도를 올린다. 너무 높여 요추의 아치를 유지할 수 없고 골반을 중립 자세 또는 약간 후방 경사로 유지할 수 없어서는 절대 안 된다. 등 하부가 구부러지거나 골반이 후방으로 경사되지 않도록 한다. 계단이 극히 높으면 요추 굴곡과 골반 후방 경사를 일으키기 쉬운데, 이는 피해야 한다. 이 응용운동은 많은 내 여성 고객이 아주 좋아하는 둔근 운동으로, 올바로 수행하면 훌륭한 한다리 강화 자극을 제공한다.

응용운동

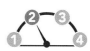

교대 점프 계단 오르기(Alternating Jump Step-Up)

폭발적인 계단 오르기를 추가한 다음 계단의 한쪽에서 다른 쪽으로 교대하면서 점프함으로써 플라이오메트릭 스타일의 계단 오르기를 수행한다. 점프에서 최대의 높이에 도달하는 것을 목표로 하고 세트 내내 자세를 견고하게 유지하도록 한다.

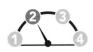 # 불가리아 스플릿 스쿼트(Bulgarian Split Squat)

운동

1. 발판사다리, 계단, 소파, 침대, 탁자, 의자, 또는 웨이트 벤치 앞에 선다. 한쪽 발을 뒤로 뻗어 발등을 표면 위에 얹는다. (운동화 끈이 아래로 라고 생각하라.)
2. 몸통을 똑바로 세우거나 약간 앞쪽으로 기울인 채, 대부분의 체중이 앞쪽 다리에 실린 상태를 유지하면서 뒤쪽 다리의 무릎을 아래와 약간 뒤로 내려앉힌다.
3. 뒤쪽 무릎이 지면에 거의 닿거나 닿을 때까지 내려간다. 일어서 시작 자세로 되돌아간다.

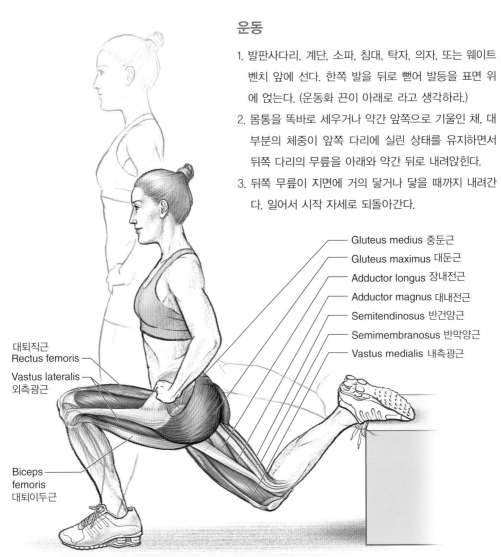

Gluteus medius 중둔근
Gluteus maximus 대둔근
Adductor longus 장내전근
Adductor magnus 대내전근
Semitendinosus 반건양근
Semimembranosus 반막양근
Vastus medialis 내측광근

대퇴직근
Rectus femoris
Vastus lateralis
외측광근
Biceps
femoris
대퇴이두근

관련근육

주동근육: 대퇴사두근(대퇴직근, 외측광근, 내측광근, 중간광근), 대둔근
이차근육: 햄스트링(대퇴이두근, 반건양근, 반막양근), 대내전근, 장내전근, 단내전근, 중둔근, 소둔근, 심부 고관절 외회전근

운동지침

불가리아 스플릿 스쿼트는 지난 10년에 걸쳐 인기를 끌어왔고 정말로 놀라운 운동이다. 많은 사람이 최적의 보폭을 알아내려 노력한다. 보통 그 길이는 대부분의 사람이 생각하는 것보다 더 길지만, 보폭이 너무 길지 않도록 한다. 앞쪽 다리의 무릎은 이 운동을 적절히 수행하면 발가락을 넘어가지 않을 것인데, 이 운동에서는 깊숙이 앉아야 하기 때문이다. 발뒤꿈치를 통해 밀고 세트 내내 좋은 자세를 유지한다.

운동하는 많은 사람이 양쪽 다리에 반복을 같은 횟수로 하려고 애쓴다. 예를 들어 왼쪽 다리로 15회 반복을 한 다음 오른쪽 다리로 15회 반복을 완료하느라 힘들어한다. 왜냐하면 왼쪽 다리를 단련시키는 동안 오른쪽 대퇴직근은 상당히 신장된 상태이므로 다음 세트에서 오른쪽 다리를 약화시키고 그 수행능력을 저하시킨다. 이러한 이유로 나는 항상 약한 다리로 시작하고(어떤 편측 운동이라도 이렇게 해야 한다) 측면을 교대하는 사이에 약 1분을 휴식해 신장 관련 약화로 인해 수행능력이 저하되지 않도록 하라고 권장한다.

응용운동

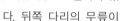

심화 스플릿 스쿼트(Deficit Split Squat)

전통적인 불가리아 스플릿 스쿼트를 터득하였으면, 앞쪽 발을 견고한 박스 또는 계단에 올려놓는다. 이렇게 하면 더 깊이 내려앉고 엉덩이를 훨씬 더 큰 운동범위로 움직일 수 있다. 이 응용운동은 동작의 바닥에서 둔근에 상당한 신장 부하를 가하기 때문에 이 근육을 심히 쑤시게 하는 것으로 알려져 있다. 뒤쪽 다리의 무릎이 바닥에 부딪히지 않도록 무릎 아래에 베개 또는 접은 타월을 놓는다.

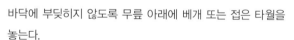

응용운동

점프 스플릿 스쿼트(Jump Split Squat)

이상의 2가지 불가리아 스플릿 스쿼트에 능숙해지면, 공중으로 점프함으로써 운동에 플리이오메트릭 효과를 추가할 차례이다. 쭉 내려앉고, 최대의 단축성 추진력을 생성해 가능한 한 높이 점프한 다음, 착지의 충격을 부드럽게 흡수한다.

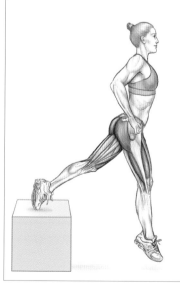

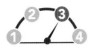

러시아 레그 컬(Russian Leg Curl)

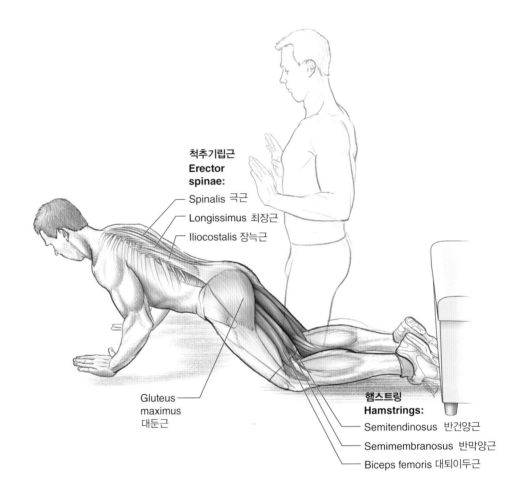

척추기립근
Erector spinae:
— Spinalis 극근
— Longissimus 최장근
— Iliocostalis 장늑근

Gluteus maximus 대둔근

햄스트링
Hamstrings:
— Semitendinosus 반건양근
— Semimembranosus 반막양근
— Biceps femoris 대퇴이두근

운동

1. 난간, 빔 또는 안정적인 소파를 찾아 양발을 그 아래에 끼운다. 무릎에 가해지는 압박을 줄이기 위해 베개 또는 접은 타월 위에 무릎을 꿇는다.

2. 몸통을 똑바로 세운 채, 몸을 절제된 동작으로 내리되 둔근을 긴장시킨 상태를 유지하고 엉덩이가 너무 많이 앞쪽으로 구부러지거나 골반이 너무 많이 앞쪽으로 경사되지 않도록 한다.

3. 동작의 바닥에서 푸시업 자세로 몸을 받친 다음 튕겨 올려 시작 자세로 되돌아가는데, 어깨 및 팔 근육을 사용해 도움을 받되 움직임을 일으키기 위해 슬관절의 토크를 극대화하고 햄스트링에 의존하도록 한다.

관련근육

주동근육: 햄스트링(대퇴이두근, 반건양근, 반막양근)
이차근육: 척추기립근(극근, 최장근, 장늑근), 대둔근

운동지침

러시아 레그 컬을 보디웨이트 레그 컬로 생각하라. 이는 효과적이면서도 어려운 햄스트링 운동인데, 상당한 햄스트링 근력을 요하기 때문에 대부분의 초보자가 해볼 엄두조차 못 낼 정도이다. 운동을 처음으로 배울 때에는 매우 빨리 내려앉을 테지만, 그래도 괜찮다. 적절한 자세를 유지하고 몸을 천천히 내리도록 한다. 시간이 흐르면 운동을 절제된 동작으로 수행할 수 있을 것이다.

응용운동

파트너 보조 러시아 레그 컬(Partner-Assisted Russian Leg Curl)

앞의 운동을 보조할 강한 파트너가 있다면 상당히 도움이 된다. 파트너가 발목의 뒤쪽을 잡고, 발목 위로 몸에 단단히 힘을 주면서 내리눌러 하퇴부를 고정시키도록 한다. 몸이 내려가면서는 파트너가 매우 강하게 힘을 주어 하퇴부의 고정에 필요한 지지를 제공해, 자신의 모든 에너지가 운동에 쓰이고 몸을 안정시키느라 낭비되지 않도록 해야 할 것이다. 몸을 천천히 내린 다음 햄스트링을 가능한 한 많이 사용하려 하면서 몸을 밀어 올려 시작 자세로 되돌아간다. 운동 내내 둔근을 수축시켜 골반이 전방으로 경사되지 않도록 한다.

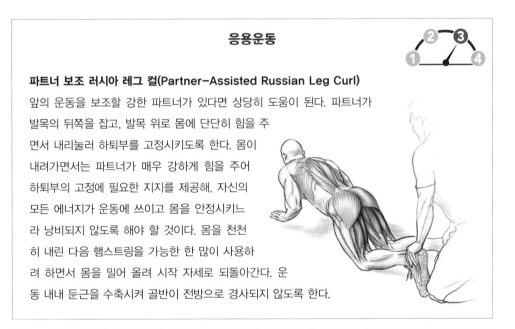

응용운동

손 안 대고 러시아 레그 컬(No-Hands Russian Leg Curl)

손 안 대고 러시아 레그 컬은 아주 상급에 속한다. 운동하는 대부분의 사람은 결코 이 수준에 이르지 못하나, 성실히 훈련한다면 손을 대지 않고 완전 자력으로 운동을 수행할 수 있을 것이나. 햄스트링은 팔의 도움을 받지 않고도 몸을 역전시키고 올려 고정시키기에 충분한 힘을 생성할 수 있을 것이다. 이 수준에 이르면 손을 몸의 뒤쪽으로 두어도 된다. 세트가 진행되면서는 얼굴을 찧을 경우에 즉각 사용할 수 있도록 팔을 몸의 양옆으로 둔다.

한다리 루마니아 데드리프트
(Single-Leg Romanian Deadlift)

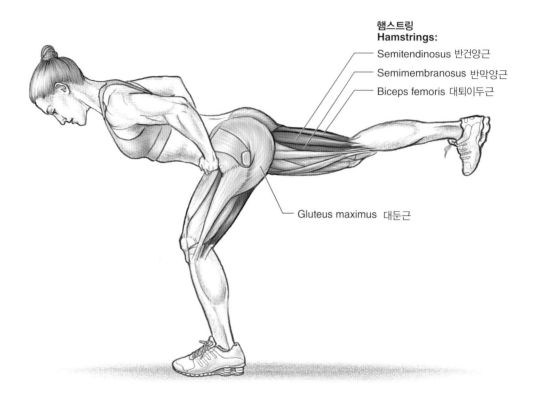

햄스트링
Hamstrings:
— Semitendinosus 반건양근
— Semimembranosus 반막양근
— Biceps femoris 대퇴이두근

— Gluteus maximus 대둔근

운동

1. 한쪽 발로 선다. 공중에 있는 다리를 뒤로 뻗으면서 둔근을 조여 확실히 고정시킨다.

2. 뒤쪽 다리가 몸통과 정렬되어 있는 상태를 유지하도록 하면서, 체중을 뒤로 이동시키고 아래를 내려다
   보아 경추의 과신전을 방지하면서 허리를 굽힌다. 가슴을 올린 상태를 유지한다.

3. 요추의 강한 아치를 유지하면서, 햄스트링의 운동범위가 다할 때까지 내려간다. 동작을 역순으로 밟아
   시작 자세로 되돌아간다. 먼저 약한 다리로 모든 반복을 수행한 다음, 강한 다리로 바꿔 반복한다.

관련근육

주동근육: 햄스트링(대퇴이두근, 반건양근, 반막양근)
이차근육: 척추기립근(극근, 최장근, 장늑근), 대둔근

운동지침

한다리 루마니아 데드리프트는 기본적인 리프트 테크닉에서 요구되는 주요 엉덩이 접기(hip-hinging) 패턴을 사용한다. 이 운동을 하는 사람은 요추가 아치를 이룬 상태를 유지하면서 엉덩이를 접는 법을 배워야 하는데, 이러한 패턴이 많은 운동에서 필요하기 때문이다. 많은 리프터가 이 운동을 부정확하게 수행하는데, 뒤쪽 다리를 구부리고, 뒤쪽 다리를 신체의 나머지 부위와 정렬한 상태를 유지하지 못하고, 위를 올려다보아 목을 과신전시키고, 혹은 등을 구부린다. 이 운동 중에는 발뒤꿈치에서 머리까지 일직선을 이루어야 하기 때문에 뒤쪽 다리의 둔근을 조여 다리를 고정시켜야 한다. 적절한 균형을 유지하기가 매우 어려우므로, 이 운동은 훌륭한 가동성, 안정성 및 감각운동성 운동이 된다.

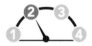

응용운동

루마니아 데드리프트에서 팔 뻗고 무릎 올리기
(Reaching Romanian Deadlift With Knee Raise)

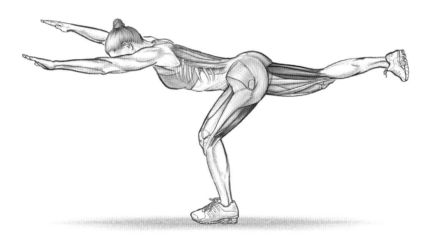

한다리 루마니아 데드리프트를 터득하였으면, 어깨를 굴곡시켜 팔을 올려 신체의 나머지 부위와 일직선을 이루도록 함으로써 팔 뻗는 테크닉을 포함시킨다. 뒤쪽 다리, 몸통과 팔은 지면과 대략 평행해야 한다. 아울러 한쪽 다리로 균형을 잡으면서 동작의 꼭대기에서 무릎 들어올리기를 수행한다. 이 운동은 엉덩이 및 흉추 유연성과 아울러 고유수용성 조절(proprioceptive control)이란 면에서 어렵다.

파트너 보조 등 신전
(Partner-Assisted Back Extension)

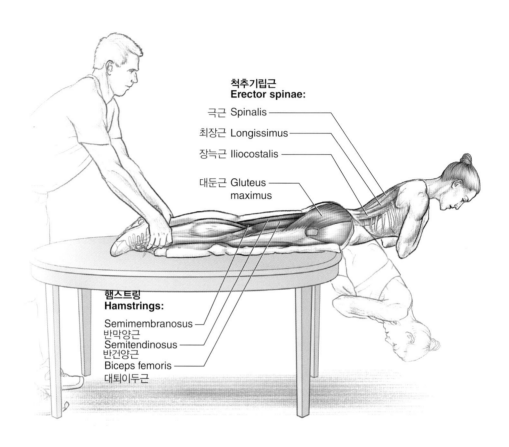

척추기립근
Erector spinae:

극근 Spinalis

최장근 Longissimus

장늑근 Iliocostalis

대둔근 Gluteus maximus

햄스트링
Hamstrings:

Semimembranosus
반막양근
Semitendinosus
반건양근
Biceps femoris
대퇴이두근

운동

1. 파트너가 발목의 뒤쪽을 잡아준 상태에서, 소파 또는 견고한 탁자의 끝부분 위에 몸통을 걸쳐 다리가 펴지고 고정되도록 한다. 목을 중립 자세로 두고 양팔을 몸의 앞쪽에서 교차시켜 팔짱을 낀다.
2. 척추가 아니라 엉덩이를 구부려 햄스트링이 충분히 신장되도록 한다.
3. 몸통을 올리면서 둔근을 조여 엉덩이가 펴져 고정되도록 한다.

관련근육

주동근육: 햄스트링(대퇴이두근, 반건양근, 반막양근), 대둔근

이차근육: 척추기립근(극근, 최장근, 장늑근)

운동지침

파트너 보조 등 신전은 햄스트링, 둔근과 척추기립근에 아주 좋으면서 효율적인 운동이다. 대부분의 사람이 이 운동을 부정확하게 수행한다. 운동이 등 신전이라 불리기 때문에, 대부분의 사람이 척추기립근의 움직임을 가능한 한 많이 느끼려고 척추를 굴곡 및 신전시킬 필요를 느낀다. 엉덩이를 굴곡 및 신전시키고 운동 내내 척추를 견고하게 유지함으로써 둔근과 햄스트링을 주작용근으로 하는 것이 보다 효과적이다. 이러한 이유로 이 운동은 실제로는 등 신전이라기보다는 엉덩이 신전이라 불려야 한다. 동작의 꼭대기에서 둔근을 가능한 한 강하게 조이고 둔근이 몸통을 당겨 똑바로 세워 몸을 일으키는 모습을 상상한다. 햄스트링은 전력 질주에 중요한 근육이며, 이 운동은 이 근육을 적절히 강화하도록 돕는다.

응용운동

양손 머리 뒤로 두고 등 신전(Prisoner Back Extension)
전통적인 파트너 보조 등 신전이 너무 쉬워지면, 양손을 머리 뒤로 깍지 끼는 죄수 자세를 취해 난이도를 올릴 수 있다. 이러한 자세는 지렛대의 끝부분에서 부하를 증가시키고 엉덩이 토크의 증가를 요한다.

응용운동

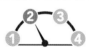

한다리 등 신전(Single-Leg Back Extension)
양다리 등 신전이 너무 쉬워지면, 한 번에 하나의 다리로 운동을 수행한다. 몸을 견고하게 유지하고 측면 또는 회전 움직임으로 에너지가 새지 않도록 한다. 동작의 바닥에서 햄스트링의 신장을 느끼고 꼭대기에서 둔근을 강하게 조인다. 이 응용운동을 터득하였으면, 위 응용운동처럼 죄수 자세를 취해 운동을 수행한다. 이 운동은 현재 나와 있는 가장 효과적인 보디웨이트 햄스트링 운동들 중 하나이다.

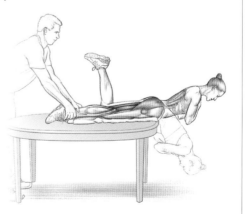

리버스 하이퍼(Reverse Hyper)

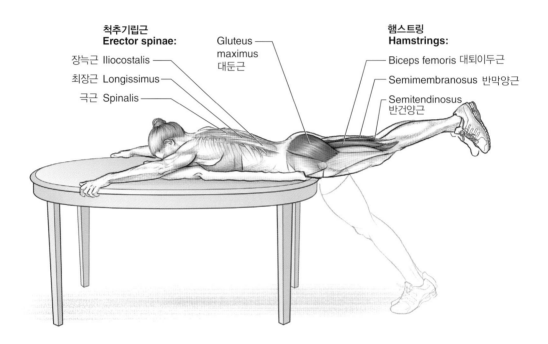

척추기립근
Erector spinae:

장늑근 Iliocostalis

최장근 Longissimus

극근 Spinalis

Gluteus maximus 대둔근

햄스트링
Hamstrings:

Biceps femoris 대퇴이두근

Semimembranosus 반막양근

Semitendinosus 반건양근

운동

1. 견고한 탁자 위에 엎드려 몸통을 올려놓고 다리를 탁자의 가장자리 위에 걸치며, 양팔을 뻗어 탁자의 모서리를 잡고 무릎을 편다.

2. 몸통을 고정시킨 상태를 유지하면서 다리를 올리되, 동작의 꼭대기에서 둔근을 조이고 요추의 과다신전을 방지하도록 한다.

3. 다리를 내려 시작 자세로 되돌아가되, 척추를 안정되게 유지하고 요추가 구부러지지 않도록 한다.

관련근육

주동근육: 대둔근, 햄스트링(대퇴이두근, 반건양근, 반막양근)

이차근육: 척추기립근(극근, 최장근, 장늑근)

운동지침

리버스 하이퍼는 신체의 뒤쪽 전체를 한꺼번에 단련시키는 효과적인 후방 사슬(posterior chain) 운동이다. 후방 사슬은 척추기립근, 대둔근과 햄스트링으로 이루어진다. 탁자의 모서리를 잡아 몸통을 안정되게 유지하고 척추를 고정시킨다. 아래를 내려다보아 목의 과신전을 방지한다. 동작의 바닥에서 햄스트링을 크게 신장시키고 꼭대기에서 둔근을 강하게 조여 확실히 고정시킨다. 적절히 수행하면, 리버스 하이퍼는 척추에 아주 유익한 놀라운 하체 및 중심부 운동이다.

응용운동

한다리 리버스 하이퍼(Single-Leg Reverse Hyper)

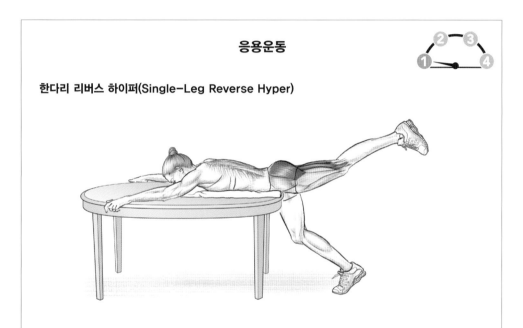

양다리 리버스 하이퍼가 힘든 사람들인 경우에, 한다리 리버스 하이퍼는 척추기립근의 부담을 덜어주기 때문에 더 쉽다. 적절한 체위를 유지하고 척추가 아니라 오로지 엉덩이를 움직이는 데 집중한다. 당신은 곧 양다리 리버스 하이퍼를 수행할 수 있을 것이나, 먼저 한다리형을 터득하도록 한다.

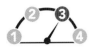

슬라이딩 레그 컬(Sliding Leg Curl)

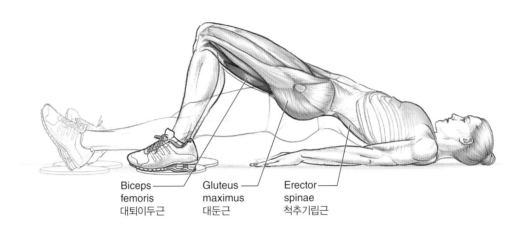

Biceps femoris
대퇴이두근

Gluteus maximus
대둔근

Erector spinae
척추기립근

운동

1. 바로 누워 손바닥을 아래로 향하게 하고 발뒤꿈치를 2개의 종이접시에 올려놓는다. 또한 시중의 미끄러지는 운동용 원반 또는 매끈한 바닥이라면 작은 손 타월을 사용해도 된다.
2. 엉덩이를 올리면서 동시에 발뒤꿈치를 둔부 쪽으로 당겨 교각 자세를 만든다.
3. 동작 내내 엉덩이를 높이 유지한다. 몸을 내려 시작 자세로 되돌아간다.

관련근육

주동근육: 햄스트링(대퇴이두근, 반건양근, 반막양근)
이차근육: 척추기립근(극근, 최장근, 장늑근), 대둔근

운동지침

슬라이딩 레그 컬은 고관절 신전과 슬관절 굴곡을 동시에 모두 발달시키는 효과적인 햄스트링 운동이다. 대부분의 사람이 엉덩이가 처지고 세트 내내 엉덩이를 신전시킨 상태를 유지하지 못해 이 운동을 부정확하게 수행한다. 적절한 자세는 상당한 수준의 근력 및 훈련을 통해 나오는데, 엉덩이가 처지도록 하고 그저 무릎을 굴곡 및 신전시키려는 유혹에 빠지기 쉽기 때문이다. 둔근을 조여 엉덩이를 올리고 이 근육을 수축시킨 상태를 유지하면서 햄스트링으로 발을 뒤쪽으로 당긴다. 일부 강한 사람은 이 운동을 한 번에 하나의 다리로 수행할 수 있다. 물론 나는 아니다.

CHAPTER 8
둔근

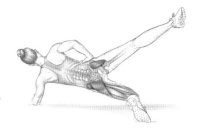

GLUTES

지난 수년에 걸쳐 나는 둔근 남자(Glute Guy)로 통하고 있다. 나만큼 혹은 나보다 더 둔근에 관심을 가진 사람을 만난다면 놀랄 일이다. 나는 과학문헌을 조사하고 운동 중 둔근의 근전도 활동을 측정하기 위해 전극을 몸에 걸치는 등 많은 연구를 했다. 보다 중요한 점은 수백 명의 고객을 도와 둔근의 근력과 형태를 극적으로 개선하였다는 것 이다. 이러한 변화는 운동선수 같은 모습을 추구하는 남성에게 중요한데, 강한 둔근은 강력한 보행을 일으키기 때문이다. 마찬가지로 탄탄하고 윤곽이 뚜렷한 둔부를 가진 여성은 분명 모든 사람의 이목을 끌 것이다. 매력적인 둔부는 노래 가사에서 수많이 언 급되고 미디어의 주목을 받는 것에서 증명되듯이 계속해서 인기를 더하고 있다.

둔근

둔근은 대둔근(gluteus maximus), 중둔근(gluteus medius), 소둔근(gluteus minimus) 등 3개의 근육으로 이루어져 있다. (그림 7-1b를 참조하여 대퇴부의 뒤쪽과 관련하여 둔근의 위치를 알아본다.) 흔히 대둔근은 인체에서 가장 강하고 가장 힘센 근육이라고 한다. 인간이 진화하고 두 다리로 직립보행을 시작하면서 둔근이 발달했다. 인간이 근 육의 협동 능력을 얻고 전력 질주, 던지기와 휘두르기를 할 때 둔근을 사용하는 법을 배우면서 둔근은 더욱 발달하여, 이제 우리의 대둔근은 전체 영장류 중에서 가장 발달된 상태이다. 그러나 불행히도 오늘날 주로 앉아 생활하는 좌식 생활 때문에, 둔근이 약하고 덜 발달된 사람이 많다. 그러한 함정에 빠져서는 안 된다.

대둔근은 여러 가지 관절 동작을 일으킨다. 이 근육의 단축성 수축(concentric contraction, 수축 시 근육의 길이가 감소함)은 고관절의 신전, 외회전 및 외전과 골반의 후방 경사를 일으킨다. 또한 등척성 수축(isometric contraction, 저항에 대항해 수축 시 근육의 길이가 일정하게 유지됨)과 신장성 수축(eccentric contraction, 수축 시 근육의 길이가 증가함)으로 작용하여 고관절의 굴곡을 막거나 흡수하고 고관절의 내회전 및 내전과 골반의 전방 경사를 일으킨다. 중둔근과 소둔근은 고관절의 외전을 일으키는 외에, 소둔근은 고관절의 내회전도 일으키고 중둔근은 섬유 부위에 따라 고관절의 내회전(전방 섬유)이나 외회전(후방 섬유)을 보조한다.

둔근은 모두 기능상 여러 부위로 나뉘는데, 이는 근육 내에서 여러 섬유가 서로 다른 동작을 수행하기 위해 별도로 기능할 수 있다는 의미이다. 예를 들어 대둔근의 상부 섬유는 고관절의 외전에 크게 관여하는 반면, 하부 섬유는 이러한 관절 동작에 관여하지 않는다. 대둔근은 흉요근막(thoracolumbar fascia), 장경인대(iliotibial band) 및 천결절인대(sacrotuberous ligament)와 연결되어 있기 때문에, 보행주기에서 발 및 발목 역학과 상체에서 하체로의 파워 전달에 중요한 역할을 한다.

둔근은 인체의 파워하우스(powerhouse, 중심부)일 뿐만 아니라 기타 모든 것을 정렬시키는 핵심 근육이다. 강한 둔근은 신체의 적절한 기능에 중요하다. 약한 둔근은 무수한 기능장애적 동작 패턴과 연관이 있다. 등반, 계단 오르기, 점프, 착지와 스쿼트를 할 때 무릎이 발 위로 적절히 위치하는 것이 중요하다. 엉덩이가 움직이는 동안 둔근은 수축하여 무릎이 안으로 휘어지는 것(외반 자세[valgus position, 바깥굽은 자세로 무너지는 것)을 막기 때문에, 둔근이 약해 이러한 기능부전의 동작 패턴이 반복되면 슬개대퇴 부위의 과도한 스트레스로 인한 무릎 통증을 초래할 수 있다. 둔근이 강하면 동작 패턴을 변화시켜 힘을 엉덩이에서 더 그리고 무릎에서 덜 흡수하고 생성할 것이다. 예를 들어 엉덩이가 강한 사람들은 스쿼트에서 더 깊숙이 앉겠지만, 대퇴사두근이 우세하거나 그저 고관절 신근이 약한 사람들은 몸을 보다 세운 상태에 머물고 무릎을 보다 앞쪽으로 구부릴 것이므로 시간이 흐르면 무릎 통증을 일으킬 수 있다.

또한 구부리거나 들어 올리는 과제를 수행할 때 척추를 비교적 중립 자세로 유지해 요추의 정상적이고 자연스런 만곡을 유지하는 것도 중요하다. 둔근이 강한 사람들은 들어 올릴 때 척추를 견고한 중립 자세로 유지하고 거의 고관절을 중심으로 움직이기가 보다 쉬운 반면, 둔근이 약한 사람들은 등 하부를 과도하게 구부려 보상할 가능성이 더 많아 시간이 흐르면 하부 척추 통증이 발생할 수 있다. 천장관절(sacroiliac joint) 통증은 흔히 약한 둔근에 의해 유발된다. 대둔근은 인대를 팽팽하게 당겨 천장관절을 충분히 좁히기 때문에, 둔근이 약한 상태에서 운동하는 사람들은 격렬한 활동 중 천장관절이 불안정해지기가 보다 쉬워 통증을 일으킬 수 있다.

강한 둔근은 골반을 후방으로 당겨 적절한 자세의 유지를 돕는다. 둔근이 약하면 소위 '하부 교차 증후군(lower crossed syndrome)'을 초래할 수 있다. 이러한 자세 왜곡은 요추골반 부위에서 교차하면서 짝을 이루는 짝힘 근육(force couple)들 간의 불균형으로 인해 유발된다. 짝힘 근육은 관절 축에 대해 서로 반대쪽에 있지만 함께 작용하여 동일한 방향으로 회전 또는 관절 동작을 일으키는 근육들이다. 예를 들어 둔근-복근 짝힘 근육이 당겨지면 골반을 후방으로 경사시키고 고관절 굴근-척추기립근 짝힘 근육이 당겨지면 골반을 전방으로 경사시킨다. 만일 둔근과 복근이 약해 후자의 당김이 전자의 당김을 능가하면, 시간이 흐르면서 요추의 과전만(hyperlordosis, 과다앞굽음)을 동반하므로 하부 척추 통증을 야기할 수 있다.

대둔근은 고관절 신전에서 대퇴골 상부를 뒤쪽으로 당기는데, 둔근이 약한 사람들은 고관절에서 대퇴골의 골두가 고관절 소켓의 앞쪽으로 쏠려 유발되는 전방 고관절 통증을 겪을 가능성이 있다. 이를 대퇴 전방활주 증후군(femoral anterior glide syndrome)이라고 한다. 이 경우에 따라 둔근의 근력이 불충분하면 대퇴사두근, 고관절 내전근, 햄스트링, 고관절 회전근, 요방형근, 척추기립근과 심지어 복근이 더 많이 활성되어야 할 수 있다. 이는 '협력근 우세(synergistic dominance)'라는 현상 때문에 주변 근육들의 다양한 파열을 초래할 수 있다. 예를 들어 전력 질주에서 일으키는 햄스트링의 대퇴이두근 혹은 대내전근 좌상은 이러한 근육이 약한 대둔근의 공백을 메우려하면서 과활성화되어 초래된 결과일 수 있다.

'대둔근 기억상실(gluteal amnesia)' 이란 용어는 오늘날 좌식 생활로 근육이 약하고 형편없이 발달된 사람들의 둔부 상태를 말하며, 이러한 사람들의 둔근은 너무 위축되어 있고 협동을 이루지 못해 기능적 동작에서 적절히 작용하지 못한다. 이러한 기능적 협동의 결여에는 많은 이유가 있다. 과도한 좌식 생활은 고관절 신근의 유연성을 감소시키고, 둔근의 활성화를 억제하며, 둔근 조직을 억눌러 혈액공급을 차단함으로써 영양분 전달과 신경 기능을 저해한다. 마지막으로, 용불용설(用不用說)은 둔근에도 적용된다. 즉 자신의 둔부 근육을 사용하는 사람들은 이 근육을 유지하나, 사용하지 못하는 사람들은 시간이 흐르면서 이 근육이 위축되는 것을 보게 된다.

둔근의 작용

둔근은 기능적 동작에 필수적이다. 걷기, 의자에서 일어서기, 계단 오르기, 바닥에서 물건 집기와 방을 가로질러 물건 나르기는 모두 후방 사슬(posterior chain) 근육의 적절한 기능을 요한다. 후방 사슬은 척추기립근, 대둔근과 햄스트링으로 이루어진다. 대둔근은 대부분의 운동 활동에서 주요 역할을 한다. 운동선수는 아마추어에서 프로를 거쳐 정상급으로 성장하면서 추진 파워를 점점 더 엉덩이로부터 얻는 법을 배운다. 추진 파워는 대둔근의 근력에 의해 상당히 영향을 받는데, 이 근육은 달리기, 커트, 점프, 던지기와 치기를 포함해 거의 모든 주요 스포츠 동작에 상당히 관여하기 때문이다.

대둔근은 전력 질주의 발 접지에서, 반동 수직 점프에서, 자유형 수영이나 마운틴 하이킹에서 엉덩이를 신전시킬 때, 그리고 종합격투기에서 풀 마운트 포지션(full mount position, 상대의 상체에 완전히 올라탄 자세)으로부터 벗어나려고 상대를 들쳐 올릴 때 강하게 수축한다. 대둔근의 외회전 파워는 야구나 소프트볼에서 배트 또는 테니스에서 라켓을 강하게 스윙하고, 미식축구나 야구에서 볼을 던지고, 육상경기에서 투포환, 원반 또는 해머를 던지고, 혹은 권투에서 훅, 크로스 또는 어퍼컷을 날리는 데 요구되는 엉덩이의 비틀림 토크를 생성한다. 대둔근의 외전 파워는 러닝에서 엉덩이가 처지지 않도록 하기 위해 측면 안정성을 생성하고 아울러 미식축구, 축구, 배구, 농구, 하키와 테니스 같은 스포츠에 있어 민첩하게 방향을 변화시키는 동작에서 좌우로 커트를 할 때 측면 파워도 생성한다.

대둔근은 육상경기처럼 높은 파워와 빠른 스피드를 요하는 스포츠에 관여할 뿐만 아니라 파워리프팅과 스트롱맨같이 많은 힘을 필요로 하는 스포츠에서도 사용된다. 힘든 스쿼트, 데드리프트, 스톤 리프트 및 캐리는 대둔근의 강력한 근력을 요한다. 올림픽 역도에서 인상 및 용상 동작들은 바벨을 가속화하기 위해 대둔근의 파워를 상당히 필요로 한다.

더욱이 대둔근은 스포츠 동작들에서 단축성, 신장성 및 등척성으로 기능하여 힘을 생성하고 감소시킨다. 또한 에너지가 새지 않도록 해서 동작의 효율성을 극대화한다. 물론 스포츠 동작에서는 근육들이 협동하고 협력하는 방식으로 작용해야 하며, 점프에서 대퇴사두근과 전력 질주에서 햄스트링처럼 많은 근육이 파워와 스피드의 생성에 중요하다. 그렇기는 해도 대둔근은 엉덩이에서 많은 기능을 수행하기 때문에 가장 기능이 다양하고 전체 운동능력에 가장 중요한 근육이라고 주장할 논거가 충분하다.

보디웨이트 운동은 둔근을 만드는 데 매우 효과적일 수 있으나, 더 어려운 응용운동으로 진행하기 전에 기본운동을 하면서 먼저 적절한 자세를 배우는 것이 중요하다. 많은 사람이 둔근을 적절히 활성화하거나 동작 전략을 사용하지 못하여 강하고 강력한 대둔근을 활용하지 못한다. 근육의 적절한 활성화를 터득하고 훌륭한 기술적 자세를 사용하면, 당신은 스쿼트, 굽히기, 런지, 비틀기, 걷기, 달리기 등 많은 주요 동작 패턴을 위해 대둔근에 의존할 것이다. 흔히들 말하기를 복근은 주방에서(다이어트로) 만들어진다고 한다. 나는 여기서 둔근은 근력 훈련 운동 중에 만들어진다고 말하겠다.

둔근 교각(Glute Bridge)

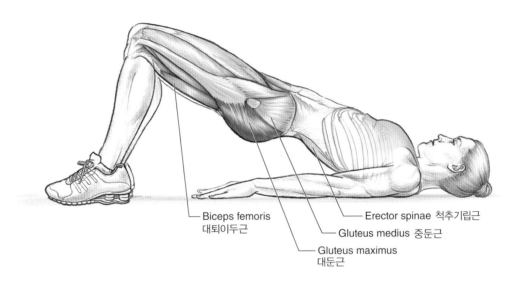

Biceps femoris
대퇴이두근

Erector spinae 척추기립근

Gluteus medius 중둔근

Gluteus maximus
대둔근

운동

1. 바로 누워 무릎을 90도로 구부리고 손바닥을 지면에 평평하게 댄다.

2. 발뒤꿈치를 통해 밀면서, 둔근을 사용해 엉덩이를 가능한 한 높이 올린다. 오로지 고관절을 중심으로 움직이고 등 하부를 중립 자세로 유지한다.

3. 이러한 교각 자세를 잠시 유지한 다음, 엉덩이를 내려 시작 자세로 되돌아간다.

관련근육

주동근육: 대둔근

이차근육: 햄스트링(대퇴이두근, 반건양근, 반막양근), 척추기립근(극근, 최장근, 장늑근), 대내전근, 장내전근, 단내전근, 중둔근, 소둔근

운동지침

둔근 교각은 기본적인 다리 구부려 엉덩이 신전 운동으로, 이를 기반으로 모든 교각 동작이 이루어진다. 목표는 햄스트링이나 척추기립근이 아니라 둔근이 엉덩이를 들어 올리는 것을 느끼는 것이다. 요추의 과신전 또는 골반의 전방 경사를 피한다. 무릎을 구부리면 햄스트링이 단축되므로, 동작에 대한 이 근육의

기여가 감소하고 대둔근이 더 강조된다. 많은 사람이 초기에는 교각 운동 중에 햄스트링의 경련을 느끼는데, 햄스트링이 다리 구부려 엉덩이 신전 동작에 익숙하지 않기 때문이다. 이러한 현상은 고관절 신전에서 둔근이 주연을 맡고 햄스트링이 조연 역할을 하게 되면서 곧 사라진다. 강하고 활성화된 둔근은 골반이 전방으로 경사되고 요추가 지나치게 아치를 이루지 않도록 하며, 이는 이 운동을 최적으로 수행하는 데 중요하다.

응용운동

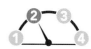

둔근 교각 행진(Glute March)

둔근 교각을 터득하였으면, 행진하는 응용운동을 시험한다. 동작의 꼭대기에서 몸을 고정시킨 다

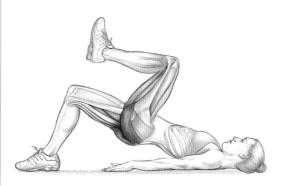

음 엉덩이를 굴곡시켜 한쪽 다리를 올린다. 이렇게 하면 한쪽 다리만으로 체중을 안정화할 수밖에 없기 때문에 어려워진다. 다리를 지면으로 내린 다음 다른 쪽 다리로 교대한다.

응용운동

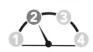

한다리 둔근 교각(Single-Leg Glute Bridge)

둔근 교각 행진에 능숙해진 후에는 한다리 둔근 교각으로 넘어간다. 그저 한쪽 다리의 엉덩이와 무릎을 90도 구부린 상태를 유지하고 한쪽 다리로 교각 운동을 하면 된다. 모든 반복을 완료한 후 다른 쪽 다리로 반복한다.

어깨 올려 엉덩이 밀기
(Shoulder-Elevated Hip Thrust)

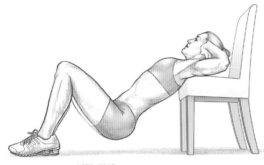

시작 자세

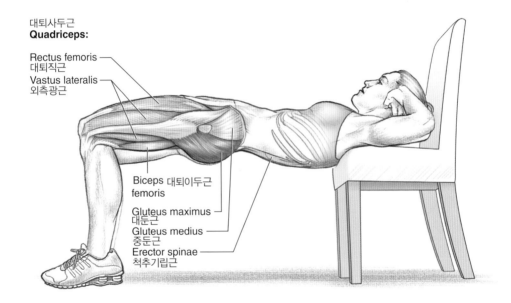

대퇴사두근
Quadriceps:

Rectus femoris —
대퇴직근
Vastus lateralis —
외측광근

Biceps 대퇴이두근
femoris

Gluteus maximus —
대둔근
Gluteus medius —
중둔근
Erector spinae —
척추기립근

운동

1. 몸을 위로 향하게 하여, 발을 지면에 평평하게 댄 채 등 상부를 소파, 견고한 의자, 또는 웨이트 벤치 위에 누인다.
2. 양손을 귀에 대고 둔근을 수축시켜 엉덩이를 신전시킨다. 발뒤꿈치를 통해 밀고 등 하부를 중립 자세로 유지한다.
3. 엉덩이로 가능한 한 높이 올라간 다음 엉덩이를 내려 시작 자세로 되돌아간다.

관련근육

주동근육: 대둔근

이차근육: 햄스트링(대퇴이두근, 반건양근, 반막양근), 척추기립근(극근, 최장근, 장늑근), 대내전근, 장내
전근, 단내전근, 중둔근, 소둔근, 대퇴사두근(대퇴직근, 외측광근, 내측광근, 중간광근)

운동지침

어깨 올려 엉덩이 밀기는 고관절과 슬관절에 부하를 증가시킴으로써 기본적인 엉덩이 밀기보다 진전된
운동이다. 이 응용운동은 바닥에서 하는 경우보다 대퇴사두근에게 더 힘들고 엉덩이를 더 큰 운동범위로
움직인다. 운동에서 가장 어려운 부분은 동작의 꼭대기이며, 이때 엉덩이는 중립이거나 약간 과신전된 자
세가 특징이다. 이 운동범위에서 강하게 하는 것이 중요한데, 달리기에서 사용되기 때문이다. 비교해 보
면, 엉덩이의 이 운동범위는 스쿼트 운동에서는 강화되지 않는다. 왜냐하면 서 있을 때 중립 자세에서는
엉덩이에 고관절 신전 토크가 요구되지 않기 때문이다. 이러한 이유로 스쿼트와 엉덩이 밀기 운동은 서로
잘 보완하게 된다.

응용운동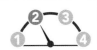

**어깨 올려 엉덩이 밀고 행진(Shoulder-Elevated
Hip Thrust March)**

어깨 올려 엉덩이 밀기가 쉬워지면, 행진하는 응용운
동을 시험한다. 그저 엉덩이를 올려 교각 자세를 만
들고, 몸을 안정화하며, 고관절 굴곡을 통해 다리를
번갈아 올려 행진한다. 행진 응용운동은 훌륭한 엉
덩이 안정성 운동이다.

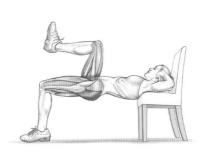

응용운동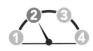

한다리로 엉덩이 밀기(Single-Leg Hip Thrust)

행진 응용운동이 더 이상 어렵지 않으면, 한다리로 엉덩이 밀기를 수행한다. 이는 고관절 신전 근
력과 요추골반 부위에서 회전 안정성을 상당히 요하는 상급 응용운동이나. 엉덩이글 죄대한으로
올린다. 많은 사람이 이 운동이 힘들어지면 운동범위를 줄인다.

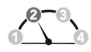

어깨와 양발 올려 엉덩이 밀기
(Shoulder-and-Feet-Elevated Hip Thrust)

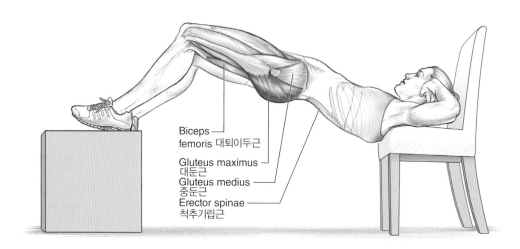

Biceps femoris 대퇴이두근
Gluteus maximus 대둔근
Gluteus medius 중둔근
Erector spinae 척추기립근

운동

1. 몸을 위로 향하게 하여, 등 상부를 소파, 견고한 의자, 또는 웨이트 벤치 위에 누이고 양발을 작은 탁자 또는 의자에 올려놓는다. 두 표면은 대략 같은 높이이어야 한다.
2. 둔근을 조여 엉덩이를 신전시킨다. 발뒤꿈치를 통해 밀고 등 하부를 중립 자세로 유지한다.
3. 엉덩이로 가능한 한 높이 올라간 다음 엉덩이를 내려 시작 자세로 되돌아간다.

관련근육

주동근육: 대둔근

이차근육: 햄스트링(대퇴이두근, 반건양근, 반막양근), 척추기립근(극근, 최장근, 장늑근), 대내전근, 장내전근, 단내전근, 중둔근, 소둔근

운동지침

어깨와 양발 올려 엉덩이 밀기는 엉덩이를 가장 큰 운동범위로 움직이고 햄스트링에 가해지는 부하를 상당히 증가시키기 때문에 가장 힘든 교각 응용운동이다. 이러한 양다리형은 많은 중급자에게 여전히 어렵지만, 상급자는 고관절 신근을 충분히 단련시키기 위해 다음과 같은 한다리 응용운동이 필요할 것이다.

이 운동에서 햄스트링이 훨씬 더 강하게 작용하는 이유는 엉덩이가 발보다 더 낮게 내려가므로 햄스트링이 고관절 신전 토크는 물론 슬관절 굴곡 토크도 생성해야 하기 때문이다. 이러한 이유로 이 운동은 햄스트링의 2가지 역할인 고관절 신전과 슬관절 굴곡을 다 동원해 이 근육을 단련시킨다.

응용운동

어깨와 양발 올려 한다리 엉덩이 밀기
(Single-Leg Shoulder-and-Feet-Elevated Hip Thrust)

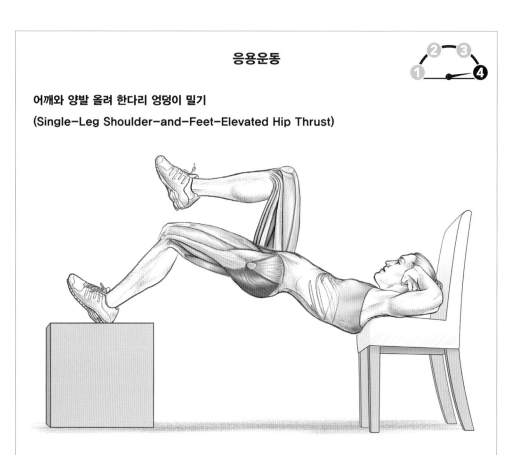

위와 같은 양다리형에 능숙해지면, 한다리형을 시도할 수 있다. 많은 사람이 준비도 되기 전에 무모하게 이 응용운동에 돌입한다. 어깨와 양발 올려 한다리 엉덩이 밀기는 둔근의 근력 및 안정성을 상당히 요하기 때문에 아마도 엉덩이에게 가장 힘든 보디웨이트 운동일 것이다. 솔직히 대부분의 초보자와 대부분의 중급자조차도 그러한 둔근 능력을 보유하지 못한다. 그러나 시간을 가지고 서서히 운동에 익숙해지면서 운동을 진행하다 보면 한다리형을 시작할 때쯤이면 이 운동을 올바르게 수행할 수 있다. 여기서 올바른 수행이란 엉덩이를 절제된 동작으로 그리고 완전한 운동범위로 움직이면서 측면 및 회전 움직임으로 에너지가 새지 않도록 한다는 의미이다. 각각의 반복에서 동작의 꼭대기에서 잠시 멈춰 적절한 수행이 이루어지도록 한다.

당나귀 킥(Donkey Kick)

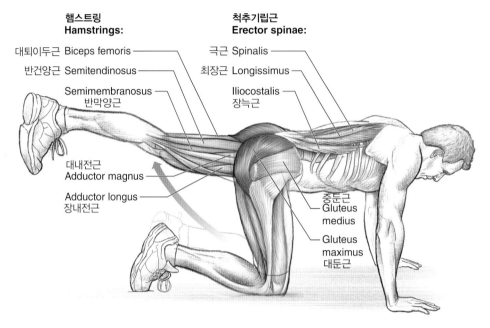

햄스트링
Hamstrings:

대퇴이두근 Biceps femoris

반건양근 Semitendinosus

Semimembranosus
반막양근

대내전근
Adductor magnus

Adductor longus
장내전근

척추기립근
Erector spinae:

극근 Spinalis

최장근 Longissimus

Iliocostalis
장늑근

중둔근
Gluteus
medius

Gluteus
maximus
대둔근

운동

1. 네발기기 자세로 시작하되 머리, 목과 척추를 중립 자세로 두고, 손을 어깨 아래에 위치시키며, 무릎을
   엉덩이 아래에 둔다. 목과 척추에서 굴곡, 신전, 측면 굴곡, 또는 회전이 있어서는 안 된다.
2. 한쪽 다리를 뒤쪽으로 차서 완전한 신전에 이르도록 한다.
3. 시작 자세로 되돌아간다. 한쪽 다리로 모든 반복을 완료한 후 다리를 바꾼다.

관련근육

주동근육: 대둔근

이차근육: 햄스트링(대퇴이두근, 반건양근, 반막양근), 척추기립근(극근, 최장근, 장늑근), 대내전근, 장내
전근, 단내전근, 중둔근, 소둔근, 다열근

운동지침

당나귀 킥은 기본적인 고관절 신전 운동으로 척추와 골반을 중립 자세로 유지하면서 엉덩이를 완전한 운
동범위로 움직이는 능력을 길러준다. 많은 초보자가 이러한 동작을 힘들어하는데, 척추기립근으로 요추
를 과신전시키고 골반을 전방으로 경사시켜 보상하는 데 익숙하기 때문이다. 이러한 보상은 고관절을 완

전히 신전시켰다는 착각을 일으키나, 자세히 살펴보면 완전한 고관절 신전에 이르지 못한 상태이다. 척추와 골반을 비교적 중립으로 유지하면서 엉덩이를 신전시키는 방법을 배우는 것이 중요하다.

응용운동

다리 구부려 당나귀 킥(Bent-Leg Donkey Kick)

무릎을 90도로 구부린 채 다리를 들어 올리는 다리 구부려 당나귀 킥은 햄스트링을 단축시켜 동작에 대한 햄스트링의 관여를 감소시킨다. 동작을 감소시켜줌으로 둔근 수축에 집중할 것이며, 이에 따라 이 운동은 보다 목적이 있는 둔근 운동이 된다. 왜냐하면 둔근으로 긴장을 유지하면서 햄스트링과 척추기립근의 토크를 덜 요하기 때문이다. 동작의 꼭대기에서 둔근을 조이고 엉덩이가 올라가면서 척추를 곧게 유지한다.

응용운동

버드 독(Bird Dog)

버드 독은 당나귀 킥을 확장시킨 운동으로, 하체 동작을 보완하기 위해 대각선 상체 동작 패턴을 추가하고 몸의 중심부(core)를 통해 적절하게 전달되도록 한다.

이 운동에서는 대각선으로 짝을 이루는(왼팔은 오른다리와 그리고 오른팔은 왼다리와 짝을 이룸) 신전 패턴을 교대로 한다. 이러한 대각선 동작 패턴에 따라 척추 안정근은 회전 움직임에 저항해야 하므로, 이 운동은 효과적인 중심부 안정성 운동이 된다.

옆으로 누워 조개 운동(Side-Lying Clam)

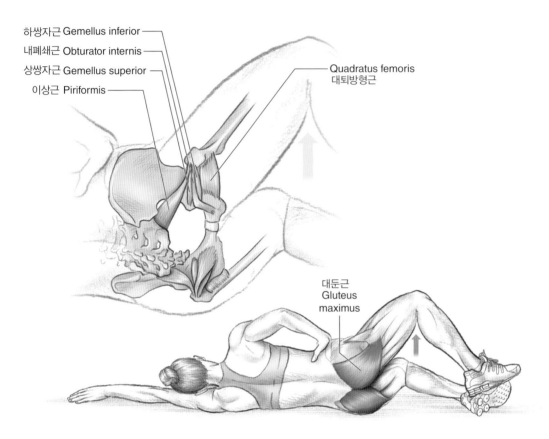

하쌍자근 Gemellus inferior
내폐쇄근 Obturator internis
상쌍자근 Gemellus superior
이상근 Piriformis

Quadratus femoris
대퇴방형근

대둔근
Gluteus
maximus

운동

1. 옆으로 누운 자세에서 엉덩이를 약 45도로 그리고 무릎을 약 90도로 구부린 채 시작한다. 목은 지면에 댄 팔에 얹는다. 다른 쪽 팔은 엉덩이 위에 받친다.

2. 발뒤꿈치를 맞댄 채, 위쪽 엉덩이를 상방 회전시킨다. 엉덩이를 움직이도록 한다. 몸을 한쪽으로 기울이거나 척추를 움직여서는 안 된다. 세트 내내 발뒤꿈치를 맞댄 상태를 유지한다.

3. 시작 자세로 되돌아간다. 원하는 횟수의 반복을 완료하고 다른 쪽에서 반복한다.

관련근육

주동근육: 대둔근

이차근육: 심부 고관절 외회전근(이상근, 상쌍자근, 내폐쇄근, 하쌍자근, 외폐쇄근, 대퇴방형근)

운동지침

옆으로 누워 조개 운동은 의외로 효과적인 운동이고 많은 여성 고객이 아주 좋아하는 준비운동인데, 그들이 둔근의 화끈거림을 느끼고 싶어 하기 때문이다. 적절히 수행하면, 이 운동은 대둔근과 고관절 외회전근에 모두 상당한 작열감을 일으킨다. 많은 사람이 발뒤꿈치를 맞댄 상태가 흐트러지거나 몸을 뒤쪽으로 기울여 이 운동을 비효율적으로 수행한다. 이는 운동범위가 짧은 운동으로 스포츠에서 중요한 관절 동작인 고관절 외회전을 강화시켜 준다.

응용운동

중립 자세 옆으로 누워 조개 운동(Side-Lying Clam at Neutral Position)

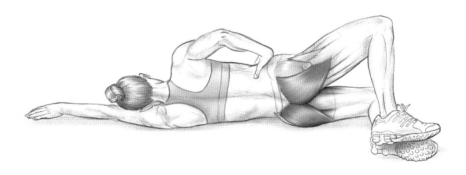

옆으로 누워 조개 운동은 어깨에서 무릎까지를 상당히 일직선으로 유지함으로써 엉덩이 중립적인 방식으로 수행할 수도 있다. 세트 내내 발뒤꿈치를 맞댄 상태를 유지하고 척추를 기울이거나 비틀지 않도록 한다.

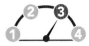

옆으로 누워 엉덩이 올리기
(Side-Lying Hip Raise)

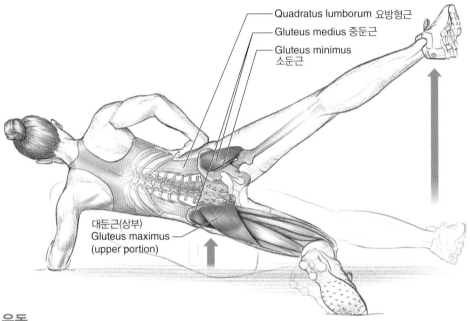

Quadratus lumborum 요방형근
Gluteus medius 중둔근
Gluteus minimus 소둔근

대둔근(상부)
Gluteus maximus (upper portion)

운동

1. 옆으로 누운 자세에서 아래쪽 팔꿈치로 디뎌 몸통을 들어 올리고 다른 쪽 팔의 손을 엉덩이에 얹는다.
2. 몸이 어깨에서 무릎까지 일직선이 되도록 하면서, 아래쪽 및 위쪽 엉덩이를 동시에 외전시켜 몸을 올린다.
3. 몸을 내려 시작 자세로 되돌아간다. 원하는 횟수의 반복을 완료하고 다른 쪽에서 반복한다.

관련근육

주동근육: 중둔근, 소둔근, 상부 대둔근
이차근육: 내복사근, 외복사근, 요방형근

운동지침

옆으로 누워 엉덩이 올리기는 상부 둔근과 중심부 근육을 강화하는 상급 운동이다. 엉덩이를 중립 자세로 유지하고 앞쪽으로 굴곡시키지 않도록 한다. 아래쪽 무릎은 항상 구부러져 있을 것이나, 위쪽 무릎은 원하는 수준의 난이도에 따라 구부리거나(더 쉬운 형태) 펼(더 어려운 형태) 수 있다. 운동범위 전체에 걸쳐 몸을 제어하고 요동치는 움직임을 피한다. 이 운동은 고관절 외전을 강화하는데, 이는 스포츠에서 중요한 관절 동작이다.

CHAPTER 9
종아리
CALVES

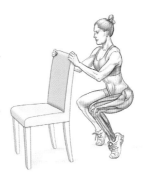

종아리 근육은 독특한 근육군이다. 많은 사람이 뭘 해도 자신의 종아리 근육을 발달시키기가 힘들다고 하는 반면, 일부 운 좋은 사람은 직접 훈련시킬 필요 없이 인상적인 하퇴부 발달을 이룬다. 유전적 요소가 종아리의 근육미에 상당히 영향을 미치며, 유전 정보를 무시하기가 힘들다. 종아리 발달에 유리한 유전자를 타고나면 근복(belly)이 길고, 아킬레스건이 짧으며, 속근섬유(fast-twitch fiber) 대 지근섬유(slow-twitch fiber)의 비가 좋다. 그러나 많은 사람이 자신의 한계를 극복하고 각고의 노력과 성실성을 통해 인상적인 종아리 근육을 발달시키고 있다. 예를 들어 아널드 슈워제네거는 예전에 사진 촬영을 할 때 자신의 종아리 근육을 감췄으나, 운동의 양, 강도와 빈도를 공격적으로 결합해 근육을 집요하게 단련시켜 결국 형편없는 종아리 발달을 강점으로 전환시킬 수 있었다.

여러분이 근육질의 종아리를 과시하기 위해 종아리를 직접 단련시킬 필요가 없는 운 좋은 사람에 속한다면, 이러한 타고난 유전자를 당연시하기가 쉽다. 그러나 하퇴부가 젓가락 같다면, 아마도 몸에서 이 부위의 근육 균형을 이루기 위해 상당히 노력해야 할 것이다. 하퇴부에서 최소한 기초 수준의 근력과 발달을 보유하는 것이 중요하다.

걷기를 운동범위가 짧은 보디웨이트 종아리 올리기와 같은 운동으로 생각하는 사람이 있다면, 종아리가 저강도 훈련에 얼마나 익숙해져 있는지를 깨달을 것이다. 보통의 미국인은 하루에 평균 7,000보를 걸을 수 있다(이에 비해 아미쉬[Amish, 북미의 보수적인 그리스도교 집단에서는 하루에 1만8,000보를 걷는다). 종아리 근육을 발달시키기 위해서는 이 근육에 최대의 긴장을 가하는 전략을 사용해야 하는데, 종아리 근육은 이미 저강도 활동에 아주 익숙해져 있기 때문이다.

종아리 근육

사람들은 종아리 근육 하면 흔히 비복근(gastrocnemius)과 가자미근(soleus)을 말한다(그림 9-1). 이 두 근육과 족척근(plantaris muscle, 장딴지빗근으로 길이가 5~10cm에 불과하고 인구의 약 10%에서는 없는 근육이다)은 합쳐져 공통 건인 아킬레스건을 형성한다. 비복근에는 외측두(lateral head)와 내측두(medial head)라는 2개의 뚜렷한 갈래가 있다. 비복근 밑에 있는 가자미근은 발목관절만을 지나가는 단관절 근육이므로 무릎 각도에 의해 기계적인 영향을 받지 않는다. 이와 달리 비복근은 발목관절과 슬관절을 모두 지나가는 양관절 근육이므로 무릎이 구부려져 있을 때에는 단축되고 억제된다. 이러한 이유로 앉아 종아리 올리기처럼 무릎을 구부린 채 족저굴곡(plantar flexion, 발을 아래쪽으로 구부리는 동작)을 사용하는 운동은 비복근이 아니라 가자미근을 표적으로 한다.

가자미근과 비복근은 모두 족저굴곡근으로 작용하지만(서 있을 때 발뒤꿈치를 들어 올린다), 비복근만이 특히 무릎이 보다 신전되어 있을 때 경미한 슬관절 굴곡을 일으킬 수 있다. 기타 많은 하퇴부 근육이 족저굴곡을 보조하는데, 족척근, 장비골근(peroneus longus), 단비골근(peroneus brevis), 장무지굴근(flexor hallucis longus), 장지굴근(flexor digitorum longus), 후경골근(tibialis posterior) 등이 있다.

비복근에 비해 가자미근은 일반적으로 지근섬유의 비율이 훨씬 더 높으므로 느린 수축을 일으킨다. 반면 비복근은 더 빠른 수축을 일으키는 경향이 있다. 발의 자세를 변화시키면 비복근의 외측두 또는 내측두를 표적으로 하는 것이 가능하다. 외회전된

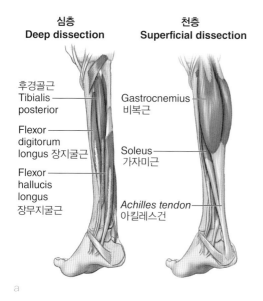

심층
Deep dissection

천층
Superficial dissection

후경골근
Tibialis
posterior

Flexor
digitorum
longus 장지굴근

Flexor
hallucis
longus
장무지굴근

Gastrocnemius
비복근

Soleus
가자미근

Achilles tendon
아킬레스건

a

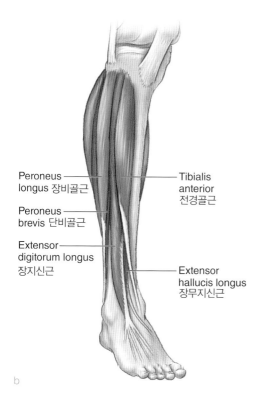

Peroneus
longus 장비골근

Peroneus
brevis 단비골근

Extensor
digitorum longus
장지신근

Tibialis
anterior
전경골근

Extensor
hallucis longus
장무지신근

b

그림 9-1. 하퇴부 근육: (a) 심층과 천층을 보여주는 뒤쪽과 (b) 앞쪽

자세(발이 바깥으로 향함)는 보다 내측의 비복근을, 내회전된 자세(발이 안으로 향함)는 보다 외측의 비복근을 활성화한다.

종아리의 작용

종아리 근육은 서기와 걷기처럼 낮은 수준의 활동에서 사용되며, 균형을 위해 상당한 정도의 안정성을 제공한다. 스포츠에서 종아리 근육은 러닝, 점프, 전력 질주와 좌우로 커트를 할 때 크게 활성화된다. 가자미근은 비복근보다 수직 점프에 더 중요하고 비복근은 전력 질주에 있어 접지의 추진 단계에서 크게 활성화되는 것으로 알려져 있다. 그러므로 두 근육을 모두 강화해야 한다. 스포츠 목적을 위해서는 하퇴부 근육에서 근력뿐만 아니라 파워와 안정성도 보유하는 것이 중요하다. 근육을 반복적으로 그리고 급속하게 수축시키고 신장시키는 플라이오메트릭(plyometric) 활동이 이러한 특성들의 향상에 도움이 될 것이다.

몸 올려 종아리 올리기(Elevated Calf Raise)

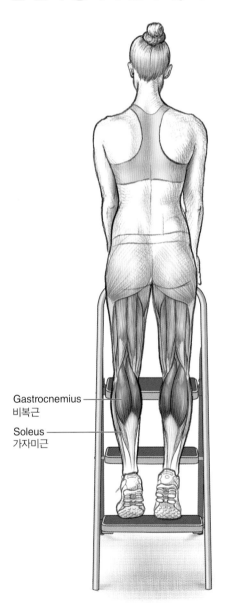

Gastrocnemius
비복근

Soleus
가자미근

운동

1. 계단 또는 발판사다리에 발가락을 올려놓고 몸을 똑바로 세운 채 시작한다.

2. 균형을 잡기 위해 어떤 것을 잡고서, 몸을 내려 종아리 근육이 충분히 신장되는 것을 느낀다.

3. 발가락으로 가능한 한 높이 몸을 올리고, 꼭대기에서 자세를 1초간 유지한다. 원하는 횟수의 반복을
   완료할 때까지 반복한다.

관련근육

주동근육: 비복근
이차근육: 가자미근

운동지침

몸 올려 종아리 올리기는 훌륭한 운동이고 반복적으로 많이 할 수 있다. 많은 사람이 이 운동에서 운동 범위를 줄인다. 이 운동을 수행할 때에는 깊이 내려가고 최대한 올라간다. 때로는 보다 활기차고 더 빠른 반복을 수행하는 반면, 때로는 엄격히 절제된 동작으로 반복을 수행해 꼭대기에서 자세를 한동안 유지하고 내려가는 신장성 부분을 강조하기 위해 몸을 아주 천천히 내려도 된다.

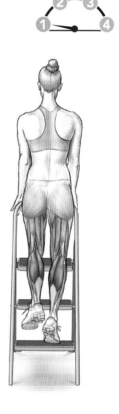

응용운동

몸 올려 한다리 종아리 올리기(Single-Leg Elevated Calf Raise)
앞의 양다리형 몸 올려 종아리 올리기가 쉬워지면, 한다리형 응용운동으로 넘어간다. 이 운동에 집중하고 운동하는 다리의 최대 잠재력까지 부하를 가하도록 한다. 동작의 꼭대기에서 1초간 멈춘다는 것을 기억한다. 나는 이 운동을 20회 반복하기가 여전히 버겁다.

스쿼트 종아리 올리기(Squat Calf Raise)

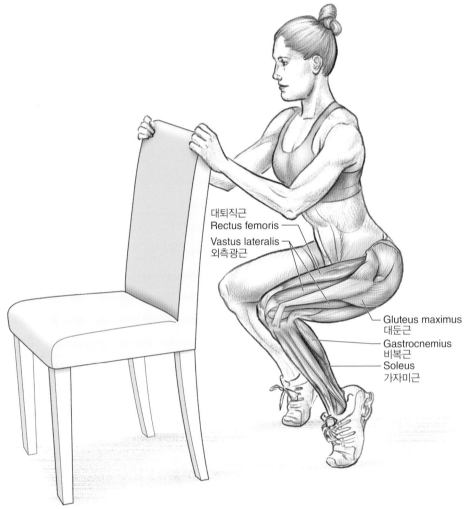

대퇴직근
Rectus femoris
Vastus lateralis
외측광근

Gluteus maximus
대둔근
Gastrocnemius
비복근
Soleus
가자미근

운동

1. 체중을 발가락에 싣고 평행한 스쿼트 자세로 내려앉아 무릎을 약 90도로 구부린 채 시작한다.

2. 균형을 잡기 위해 어떤 것을 붙잡고 엉덩이 및 무릎 자세를 안정되게 유지하면서, 발목관절로 몸을 내려 그 관절이 충분히 신장되는 것을 느낀다.

3. 발가락으로 디뎌 몸을 가능한 한 높이 올리고, 꼭대기에서 자세를 1초간 유지한다. 원하는 횟수의 반복을 완료할 때까지 반복한다.

관련근육

주동근육: 가자미근

이차근육: 비복근, 대퇴사두근(대퇴직근, 외측광근, 내측광근, 중간광근), 대둔근

운동지침

스쿼트 종아리 올리기는 비복근을 동작에서 배제하고 가자미근을 표적으로 근육을 활성화한다. 이 운동은 약간 까다로우므로 적절한 자세에 집중한다. 엉덩이 및 무릎 각도를 정적 자세로 유지하면서 오로지 발목관절로만 움직인다. 이렇게 하려면 익숙해져야 하는데, 초기에는 엉덩이와 무릎을 신전시켜 위아래로 스쿼트 자세를 취하기가 쉽기 때문이다. 엉덩이와 무릎을 고정시키고 족저굴곡을 통해서만 몸을 올린다. 이 운동에서는 대퇴사두근과 둔근이 좋은 등척성 단련을 받는다.

견고한 다리로 발목 도약(Stiff-Leg Ankle Hop)

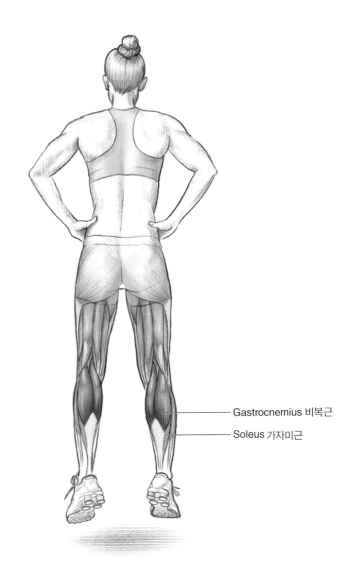

Gastrocnemius 비복근
Soleus 가자미근

운동

1. 손을 몸의 양옆이나 엉덩이에 두고 양발을 어깨너비로 벌린 채 선다.

2. 직상방으로 도약하고 직하방으로 내려오는데, 무릎과 엉덩이를 비교적 편 상태를 유지하면서 오로지 종아리 근육에만 의존하여 몸을 위로 추진하려고 노력한다.

3. 원하는 시간만큼 또는 원하는 횟수만큼 반복을 완료할 때까지 반복한다.

관련근육

주동근육: 비복근
이차근육: 가자미근

운동지침

견고한 다리로 발목 도약은 종아리 근육에 좋은 플라이오메트릭 운동이다. 리듬을 타고 종아리 근육을 사용하여 튕겨 오르고 내려 스카이 콩콩(pogo stick)을 타듯이 운동한다. 무릎과 엉덩이를 너무 많이 구부려서는 안 되는데, 그러면 대퇴사두근과 둔근을 동원하게 된다. 무릎이 약간 구부러지겠지만, 똑바로 선 상태를 유지하고 종아리 근육을 사용해 움직이는 데 집중한다.

응용운동

한다리 발목 도약(Single-Leg Ankle Hop)

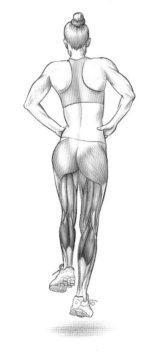

양다리 도약이 쉬워지면, 운동을 한 번에 하나의 다리로 수행한다. 이는 한층 더 힘들고 종아리 근육의 근력 및 파워를 상당히 더 요한다. 이 운동 중에 동작이 엉성해지고 에너지가 낭비되는 듯하다는 생각이 든다면, 양다리형으로 되돌아가 한다리 도약으로 진행할 준비를 한다.

CHAPTER 10
전신

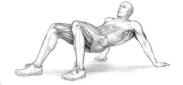

WHOLE BODY

믿기지 않겠지만 연구들에 따르면 유산소 운동은 다이어트(식이섭취, 식이요법)에 비해 체중 감량에 그리 효과적이지 않다고 한다. 체중 감량이 유일한 목적이라면, 식이섭취를 조절하는 것이 성공의 지름길이다. 그러나 많은 사람의 목표는 신체 조성, 즉 근육대 지방의 비를 최적화하는 것이다. 이러한 이유로 다이어트와 근력 훈련을 모두 고려해야 한다. 근육량을 유지하면서 과다 체지방을 빼는 것이 날씬하고 윤곽이 뚜렷한 체형을 이루는 비결이다.

근육 크기를 증가시키고 근육 형태를 개선하기 위해서는 근력 훈련을 통한 진행적 과부하(progressive overload)가 필수적이다. 진행적 과부하란 그저 시간이 흐르면서 계속 정상적인 부하 이상으로 몸을 단련시켜 근육이 더 강해지고 보다 커져 적응할 수밖에 없도록 한다는 의미이다. 자신의 체중을 저항으로 이용하는 경우에, 진행적 과부하는 더 어려운 운동 또는 응용운동으로 나아가거나 그저 반복을 더 많이 수행하는 형태를 띨 수 있다. 이렇게 하면 시간이 흐르면서 근량을 기르거나 유지하면서 동시에 체지방을 뺄 수 있다.

다이어트 역시 중요하며, 단백질, 탄수화물과 식이 지방을 적절한 비율과 양으로 섭취하면 근육질의 날씬한 체형을 극대화하는 데 도움이 될 것이다. 대부분의 사람은 대부분의 식사를 살코기, 생선과 야채 중심으로 하고 여기에 적절한 양의 과일, 유제품과 견과류를 추가하면 잘못될 리가 없다고 한다. 당분과 트랜스지방산을 너무 많이 섭취하지 않도록 하며, 전반적인 칼로리 섭취를 억제한다. 많은 사람이 탄수화물을 너무 많이 섭취하므로 탄수화물(특히 당분)의 섭취를 줄이면서 단백질과 건강에 좋은 지방의 섭취를 약간 늘리면 유익할 수 있다.

대사형 훈련

다이어트와 근력 훈련이 이상적인 체형을 이루는 데 중요하지만, 여기에 또 하나 중요한 요인인 대사형 훈련(metabolic training)을 추가해야 한다. 대사형 훈련은 신체의 3가지 에너지 생성 시스템, 즉 크레아틴인산 시스템(creatine phosphate system), 해당 시스템(glycolytic system)과 유산소 시스템(aerobic system)의 효율성을 증가시킨다.

우리가 운동할 때에는 언제나 이 3가지 시스템을 다양한 비율로 사용하게 된다. 그러나 선택한 운동의 종류에 따라 어느 에너지 시스템이 주로 사용될지가 결정된다. 예를 들어 올림픽 역도는 거의 크레아틴인산 시스템에 의존하는 반면, 조깅은 거의 유산소 시스템에 의존한다. 일반적으로 전력을 다해 10초까지 지속하는 운동을 수행할 때에는 크레아틴인산 시스템이 가장 많이 사용된다. 이 시점에서 인체의 에너지 요구는 보다 해당 시스템 쪽으로 전환된다. 그리고 몇 분 후 지속적인 에너지가 거의 유산소 시스템에서 온다. 다시 말하지만 어느 종류의 운동에서든 3가지 에너지 시스템이 모두 생성되는 에너지의 총량에 기여하나, 서로 다른 시스템을 표적으로 하는 데에는 특정한 유형의 훈련이 이상적이다.

고강도 간격 훈련(HIIT)

대사형 훈련에는 많은 방법이 있다. 길고 느린 심장 훈련(long slow cardio)은 유산소 시스템에 초점을 두는 방법이다. 반면 짧은 전력 질주 사이사이에 긴 휴식시간을 갖는 방법은 크레아틴인산 시스템을 표적으로 한다. 많은 방법이 주로 해당 시스템을 지향하면서 3가지 시스템을 모두 타깃으로 하는 데 아주 좋은데, 이는 지방 소실의 극대화에 중요하다. 그러한 방법의 하나가 고강도 간격 훈련(high-intensity interval training, HIIT)이다. HIIT에는 간격 전력 질주 러닝, 간격 사이클링, 간격 수영 등 많은 종류가 있다. HIIT는 보통 10~40초 범위로 이루어지는 고강도 훈련과 30~120초 범위로 이루어지는 저강도 훈련을 교대로 한다. 예를 들어 하나의 세션은 30초간의 고강도 훈련을 10차례 하고 그 사이사이에 60초간의 저강도 훈련을 하는 방식으로 이루어질 수 있다. 결국 각 훈련의 시간 길이는 본인의 선택에 달려 있다.

HIIT의 효과에 대한 한 연구에 따르면 피험자들의 대사율이 격렬한 HIIT 세션 24시간 후 21% 그리고 48시간 후 19% 상승한 것으로 나타났다. 또 다른 연구에서는 운동 후 유산소로 연소되는 칼로리(운동 후 초과 산소 소비량[excess postexercise oxygen consumption, EPOC])와 운동에서 무산소로 연소되는 칼로리 외에 운동 중 유산소로 연소되는 칼로리를 고려할 경우에, 3분 30초 지속되는 유산소 운동은 39칼로리를 연소시킨 데 비해 15초간의 동일한 훈련을 3차례 하는 운동은 65칼로리를 연소시킨 것으로 밝혀졌다. 이 연구 결과가 유난히 관심을 끄는 것은 HIIT가 길고 느린 심장 훈련에 비해 총 훈련시간이 1/4 정도(45초 대 210초)에 불과함에도 칼로리를 더 많이 연소시켰다는 사실이다.

대사형 저항 훈련(MRT)

저항 훈련도 대사형 훈련에서 효과적인 하나의 방법인데, 근육을 다소 덜 만드는 대가를 치르면서 지방 소실을 극대화하기 위해 저항 훈련을 변화시킨 방법이 있다. 이러한 방법을 대사형 저항 훈련(metabolic resistance training, MRT)이라고 하며, EPOC의 수치를 올려 상당한 운동 후연소(afterburn)를 일으킨다는 점에서 HIIT 훈련과 비슷하다. MRT의 효율성을 최적화하기 위해서는 다음과 같은 일부 지침을 고려해야 한다.

1. 동시에 많은 근육을 단련시키는 복합운동(compound exercise)으로 구성된 서킷 운동을 한다.
2. 하체 및 상체 운동을 교대로 한다. 이러한 방식은 심장이 혈액을 전신으로 끊임 없이 나르도록 하면서 개별 근육이 휴식을 취해 운동 사이에 재충전할 수 있도록 한다.
3. 전신 운동을 포함시킨다. 이러한 운동은 심장박동수를 상승시키는 데 아주 좋기 때문인데, 다음 섹션에서 자세히 설명한다.
4. 세트에서 운동을 반복하면서 동작의 단축성(근육의 수축 시 그 길이가 감소하는) 부분에서는 빠른 속도를 유지하지만 신장성(근육의 수축 시 그 길이가 증가하는) 부분에서는 주의해서 동작을 제어한다. 이들 방식은 대사적인 관점에서 유용한 것으로 밝혀졌다.
5. 세트들 및 운동들 사이에 짧은 휴식시간을 갖는다.

대사형 훈련을 근육이 아니라 에너지 시스템을 표적으로 하는 것으로 보라. MRT 운동은 근력 또는 근육량의 최적화가 아니라 칼로리의 연소와 대사의 상승을 위한 것이다. 같은 주에 근력 훈련 세션을 MRT 세션과 통합할 경우에는 근육 회복을 저해할 가능성이 증가한다. MRT 세션에서 무모하게 특정 근육군에 무리를 가해서는 안 되는데, 그러면 주 후반에 수준 이하의 근력 훈련 운동을 경험하고 시간이 흐르면서 근력과 근육량을 잃을 위험에 처할지도 모르기 때문이다.

전신 운동

이전 장들에서는 하체, 상체 및 중심부 운동을 소개했다. 전신 운동에서는 상체, 중심부와 하체가 모두 세트 내내 정적으로 또는 동적으로 작용한다. 예를 들어 산악 등반가 운동에서는 상체의 미는 근육과 견갑골 안정근이 등척성으로 수축하여 몸통을 고정시키면서 중심부 및 하체 근육이 동적으로 수축하여 고관절의 굴곡 및 신전을 교대로 일으킨다. 이 운동은 어느 특정 근육에게 매우 힘든 것은 아니지만, 신체 근육의 상당한 부분이 한꺼번에 작용하기 때문에 대사적인 관점에서는 아주 힘든 운동이다. 전신 운동은 당신의 신체 조성을 한 단계 끌어올리는 데 도움이 될 수 있는 유용한 도구이다.

체력이 향상되면서는 운동이 점점 더 생산적이 되어 훈련 중에 더 많은 양의 에너지를 소모할 수 있을 것이다. 이 때문에 많은 운동선수가 체중의 유지에 곤란을 겪는다. 그들은 운동하면서 많은 칼로리를 소모할 뿐만 아니라 휴식할 때에도 상당한 에너지를 소모하는데, 몸이 힘든 운동으로 대사적 교란을 일으킨 후 평형 상태를 회복하려 하기 때문이다. 헬스클럽에서 하루 종일 살거나 HIIT나 MRT를 매일 하는 것은 중요하거나 이상적이지도 않지만, HIIT나 MRT를 짧게 적절히 수행하면서 매주 한두 세션 하면 당신의 체형을 한 단계 끌어올리도록 도울 수 있다.

다음으로는 가장 효과적인 전신 운동을 일부 소개하며, 다음 장에서는 지금까지 소개한 운동들을 프로그램으로 구성하여 당신의 무기로 만드는 방법을 알려줄 것이다.

거수 도약(Jumping Jack)

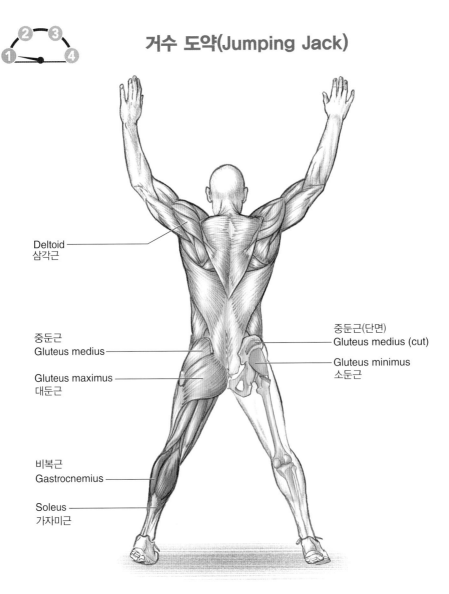

Deltoid
삼각근

중둔근
Gluteus medius

Gluteus maximus
대둔근

중둔근(단면)
Gluteus medius (cut)

Gluteus minimus
소둔근

비복근
Gastrocnemius

Soleus
가자미근

운동

1. 팔을 몸의 양옆으로 두고 양발을 엉덩이 너비 정도로 벌린 채 선다.

2. 뛰어 오르면서 다리를 벌리고 팔을 몸의 양옆으로 올려 머리 위로 이르게 한다.

3. 착지한 다음 튕겨 올라 시작 자세로 되돌아가면서 다리를 다시 모으고 팔을 내린다.

관련근육

주동근육: 대퇴사두근(대퇴직근, 외측광근, 내측광근, 중간광근), 비복근, 가자미근

이차근육: 삼각근, 대둔근, 중둔근, 소둔근

운동지침

거수 도약은 세계적으로 체육 교과과정으로 행해지는 대표적인 유연체조이다. 이 운동은 어깨관절과 고관절을 풀어주면서 대사율을 효과적으로 올린다. 거수 도약 운동에서 목표는 가능한 한 높이 점프하는 것이 아니라 리드미컬하게 움직이고 착지의 충격을 부드럽게 흡수하는 것이다.

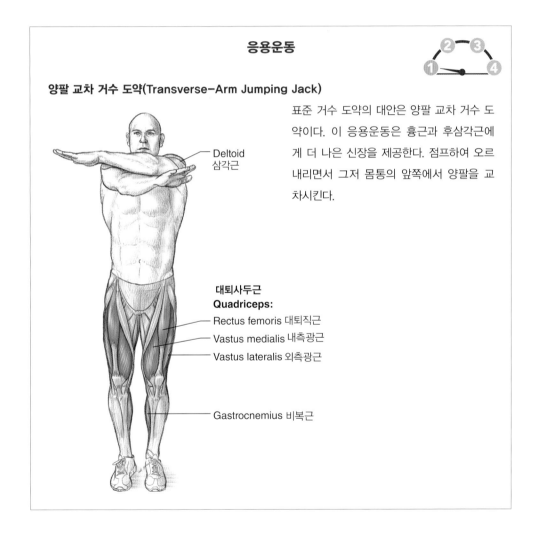

응용운동

양팔 교차 거수 도약(Transverse-Arm Jumping Jack)

표준 거수 도약의 대안은 양팔 교차 거수 도약이다. 이 응용운동은 흉근과 후삼각근에게 더 나은 신장을 제공한다. 점프하여 오르내리면서 그저 몸통의 앞쪽에서 양팔을 교차시킨다.

Deltoid
삼각근

대퇴사두근
Quadriceps:
Rectus femoris 대퇴직근
Vastus medialis 내측광근
Vastus lateralis 외측광근

Gastrocnemius 비복근

버피(Burpee)

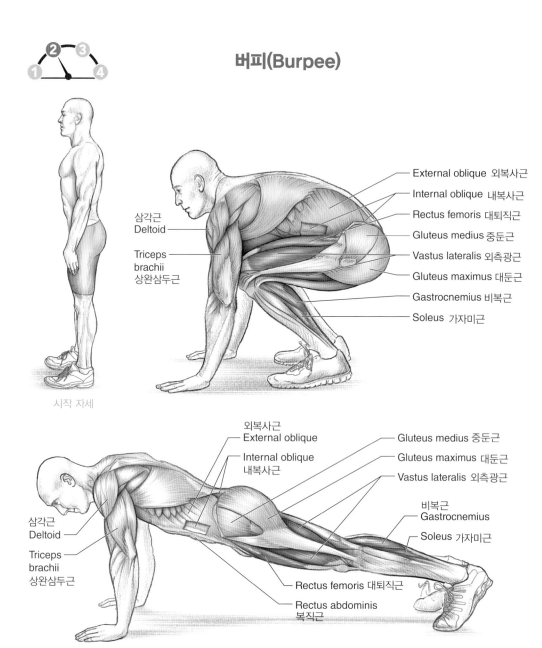

External oblique 외복사근
Internal oblique 내복사근
Rectus femoris 대퇴직근
Gluteus medius 중둔근
Vastus lateralis 외측광근
Gluteus maximus 대둔근
Gastrocnemius 비복근
Soleus 가자미근

삼각근
Deltoid

Triceps
brachii
상완삼두근

시작 자세

외복사근
External oblique
Internal oblique
내복사근

Gluteus medius 중둔근
Gluteus maximus 대둔근
Vastus lateralis 외측광근

비복근
Gastrocnemius
Soleus 가자미근

삼각근
Deltoid

Triceps
brachii
상완삼두근

Rectus femoris 대퇴직근
Rectus abdominis
복직근

운동

1. 선 자세에서 스쿼트 자세를 취하고 손바닥을 바닥에 댄다.

2. 양발을 뒤로 차고 푸시업 자세로 착지한다.

3. 양발을 엉덩이 아래를 통해 앞쪽으로 차고 스쿼트 자세로 착지한 다음 일어선다.

관련근육

주동근육: 대퇴사두근(대퇴직근, 외측광근, 내측광근, 중간광근), 비복근, 가자미근

이차근육: 대흉근, 상완삼두근, 복직근, 내복사근, 외복사근, 대둔근, 중둔근, 소둔근, 삼각근

운동지침

버피는 심장박동수를 치솟게 하는 가혹한 컨디셔닝 운동이다. 이 운동은 힘들어 보이지 않지만, 정말이지 혹독하다. 적절한 자세를 사용한다. 스쿼트 자세에서 과도한 요추 굴곡과 푸시업 자세에서 요추 과신전을 피해 척추의 부담을 덜도록 한다.

응용운동

푸시업, 점프와 리치 추가 버피(Burpee With Push-Up, Jump, and Reach)

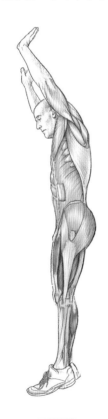

몸 상태가 아주 좋고 보다 상급형의 버피를 해보고 싶다면, 푸시업, 점프와 리치를 추가한다. 이렇게 하면 버피가 가장 힘든 컨디셔닝 운동의 하나가 된다. 선 자세에서 스쿼트 자세로 내려앉고, 양발을 차서 푸시업 자세를 취하고, 푸시업을 하고, 양발을 앞쪽으로 차서 스쿼트 자세로 착지한 다음, 가능한 한 높이 점프하면서 하늘로 손을 뻗는다.

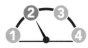

엉덩이 신전 푸시업
(Push-Up With Hip Extension)

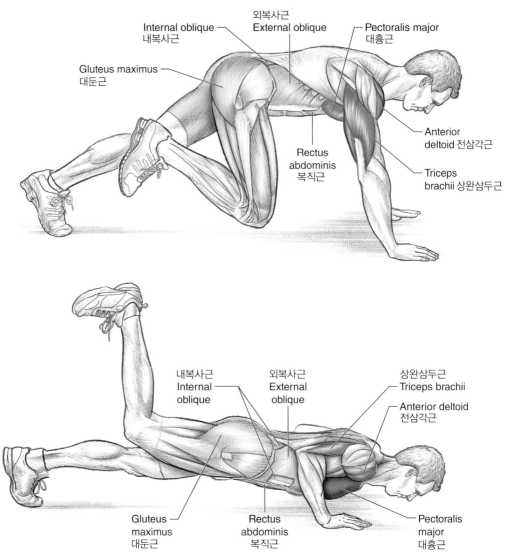

운동

1. 푸시업의 꼭대기 자세를 취한다. 머리와 목을 중립 자세로 유지하고 한쪽 다리를 무릎을 구부리며 앞쪽으로 굴곡시켜 지면과 3지점에서 접촉을 유지하도록 한다.

2. 몸을 바닥으로 내리면서, 동시에 공중에 있는 다리의 엉덩이를 신전시키되 내내 무릎을 구부린 상태를 유지한다. 몸통이 최저 위치에 이름과 동시에 엉덩이가 정점의 신전을 이룰 것이다.

3. 흉근, 삼각근과 삼두근으로 몸통을 밀어 올려 오르면서 엉덩이를 거꾸로 다시 굴곡시킨다. 원하는 횟수의 반복을 완료하고 다른 쪽 다리로 반복한다.

관련근육

주동근육: 대흉근, 전삼각근, 상완삼두근
이차근육: 대둔근, 복직근, 외복사근, 내복사근

운동지침

엉덩이 신전 푸시업은 근육 협동과 근육 제어를 상당히 요한다. 세트 내내 적절한 척추 자세를 유지하는데, 꼭대기에서 한쪽 엉덩이를 앞쪽으로 굴곡시키면서 요추 굴곡을 피하고 바닥에서 그쪽 엉덩이를 다시 신전시키면서 요추 신전도 피한다. 결국 운동은 적절한 리듬을 타면서 편해질 것이다. 이 응용운동에서는 공중에 있는 다리를 굴곡 및 신전시키면서 3지점에서만 몸을 지지함으로써 초래되는 회전 움직임을 제어해야 하므로 척추에 안정성 부담을 추가한다.

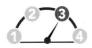

타월 로우 등고정에서 둔근 행진
(Towel Row Isohold With Glute March)

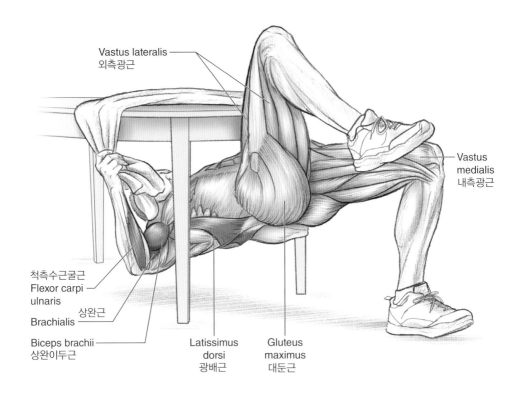

Vastus lateralis
외측광근

Vastus medialis
내측광근

척측수근굴근
Flexor carpi ulnaris

상완근
Brachialis

Biceps brachii
상완이두근

Latissimus dorsi
광배근

Gluteus maximus
대둔근

운동

1. 허리 높이 정도인 견고한 탁자 또는 웨이트 벤치 위에 타월을 걸친다. 양발을 지면에 대고 무릎을 구부린 채, 타월의 양끝을 잡고 몸을 로우 자세로 올린다.

2. 몸을 등고정 로우 자세로 유지하면서, 한쪽 다리의 엉덩이를 굴곡시킨 다음 다리를 펴서 다리를 지면에서 들어 올린다.

3. 다리를 줄곧 올린 다음 다시 내린다. 행진하는 식으로 다른 쪽 다리로 교대한다.

관련근육

주동근육: 광배근, 중승모근, 능형근, 상완근, 상완이두근, 전완 근육(요측수근굴근, 장장근, 척측수근굴근 등)

이차근육: 척추기립근(극근, 최장근, 장늑근), 대둔근, 고관절 굴근(장골근, 요근), 대퇴사두근(대퇴직근, 외측광근, 내측광근, 중간광근)

운동지침

타월 로우 등고정에서 둔근 행진은 간단한 운동으로 보일지 모르나, 운동 중에 많은 근육군이 작용한다. 이에 따라 몸에 가해지는 대사적인 부하가 강하다. 세트 내내 엉덩이를 세운 상태를 그리고 완전한 고관절 신전을 유지한다. 머리와 목을 중립 자세로 그리고 가슴을 세운 상태로 유지하고 손을 몸의 양옆으로 둔다. 이 운동은 후방 사슬 전체를 한꺼번에 단련시킬 수 있어 아주 좋다.

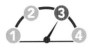

싯업에서 일어서며 점프와 리치
(Sit-Up to Stand With Jump and Reach)

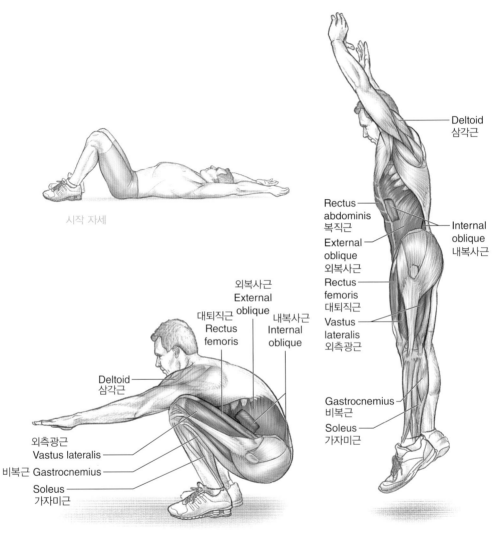

시작 자세

Deltoid
삼각근

Rectus
abdominis
복직근

External
oblique
외복사근

Internal
oblique
내복사근

Rectus
femoris
대퇴직근

Vastus
lateralis
외측광근

Gastrocnemius
비복근

Soleus
가자미근

외복사근
External
oblique

대퇴직근
Rectus
femoris

내복사근
Internal
oblique

Deltoid
삼각근

외측광근
Vastus lateralis

비복근 Gastrocnemius

Soleus
가자미근

운동

1. 바로 누워 팔을 머리 위로 뻗고, 무릎을 구부리며, 발을 지면에 평평하게 댄다. 원한다면, 작은 베개를 둔부 밑에 괸다. 팔을 앞쪽으로 옮기면서 폭발적인 싯업 동작을 수행한다.

2. 몸을 강하게 추진해 깊은 스쿼트 자세로 전환할 수 있도록 한다. 그런 다음 등이 아치를 이루게 하고 공중으로 점프하면서 팔을 머리 위로 뻗는다.

3. 착지의 충격을 부드럽게 흡수하고, 스쿼트 자세를 취하며, 몸을 뒤로 부드럽게 굴려 시작 자세로 되돌아간다. 원하는 횟수의 반복을 완료한다.

관련근육

주동근육: 복직근, 외복사근, 내복사근, 대퇴사두근(대퇴직근, 외측광근, 내측광근, 중간광근)
이차근육: 비복근, 가자미근, 삼각근

운동지침

싯업에서 일어서며 점프와 리치는 매우 힘든 운동이며, 특히 몸통이 더 크고 다리가 덜 발달된 사람들에게 그렇다. 베개를 둔부 밑에 괴며, 그러면 스쿼트 자세에서 앉고 시작 자세로 되돌아가는 전환 과정에서 일어나는 충격을 부드럽게 흡수하는 데 도움이 될 것이다. 직상방으로 점프해 직하방으로 내려오고 몸의 흔들림을 피해 둔부가 항상 베개의 앞쪽에 적절히 위치하도록 한다. 요추가 너무 많이 움직이지 않도록 하고 엉덩이와 등 상부에서 대부분의 움직임이 일어나도록 한다. 이러한 움직임은 고관절 굴곡이나 발목 관절 족배굴곡이 제한되어 있는 사람들인 경우에 가능하지 않을 것이므로, 이 운동이 등 하부를 악화시킨다는 판단이 들면 아예 피한다. 유연성이 적절하고 체력 수준이 충분한 사람들인 경우에는 이 운동에 문제가 없을 것이다. 점프하기 전에 가슴을 세운 상태를 유지하고 착지의 충격을 부드럽게 흡수한다.

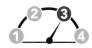

산악 등반가(Mountain Climber)

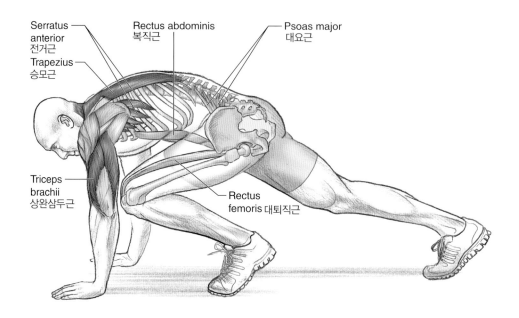

Serratus anterior 전거근
Trapezius 승모근
Rectus abdominis 복직근
Psoas major 대요근
Triceps brachii 상완삼두근
Rectus femoris 대퇴직근

운동

1. 선 자세에서 몸을 굽히고 손바닥을 바닥에 댄다.

2. 엉덩이를 내려앉히고 한쪽 다리를 몸 뒤로 뻗는다.

3. 한쪽 다리의 엉덩이를 굴곡시켜 앞쪽으로 점프하는 동작과 다른 쪽 다리의 엉덩이를 신전시켜 차는 동작을 등반을 하듯이 교대한다.

관련근육

주동근육: 상완삼두근, 전거근, 승모근

이차근육: 복직근, 고관절 굴근(장골근, 요근, 대퇴직근)

운동지침

산악 등반가는 또 하나의 가혹한 컨디셔닝 운동이다. 이 운동은 겉으로는 쉬워 보일지도 모르나, 산악 등반가는 오래 수행하기가 어렵다. 머리와 목을 중립 자세로 유지하며, 대부분 엉덩이를 움직이고 요추를 너무 많이 움직이지 않도록 한다. 대부분의 사람이 이 운동에서 엉덩이를 솟구쳐 올려 운동범위를 줄임으로써 운동을 더 쉽게 하려 한다. 발을 앞쪽 및 뒤쪽으로 완전히 차도록 한다.

곰처럼 기어가기(Bear Crawl)

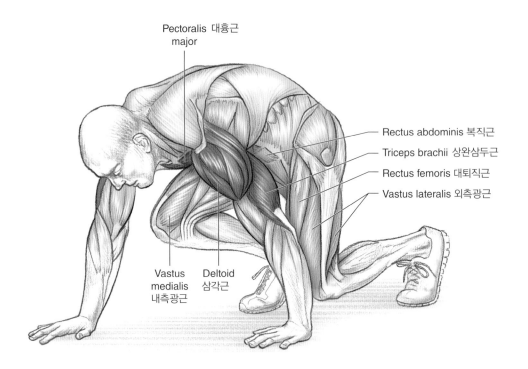

Pectoralis 대흉근
major

Rectus abdominis 복직근
Triceps brachii 상완삼두근
Rectus femoris 대퇴직근
Vastus lateralis 외측광근

Vastus medialis 내측광근

Deltoid 삼각근

운동

1. 몸을 아래로 향하게 하고 머리와 목을 중립으로 정렬한 상태를 유지하면서, 네발기기 자세로 시작해 양손과 양발이 지면과 접촉되어 있도록 한다.
2. 몸을 지면으로 낮게 유지하면서, 몸의 한쪽 팔과 엉덩이를 굴곡시키면서 동시에 다른 쪽 팔과 엉덩이는 신전시켜 곰처럼 앞쪽으로 기어간다.
3. 원하는 거리만큼 앞쪽으로 기어간 다음 뒤쪽으로 기어가 시작 자세로 되돌아간다.

관련근육

주동근육: 상완삼두근, 대흉근, 삼각근
이차근육: 고관절 굴근(장골근, 요근), 대퇴사두근(대퇴직근, 외측광근, 내측광근, 중간광근), 복직근

운동지침

곰처럼 기어가기는 자연스런 운동이나, 아기 적에 기어갈 때처럼 몸이 무릎을 지면에 닿게 할 것이다. 무릎이 지면에 닿지 않도록 하고 위를 올려다보아 목을 과신전시키지 않도록 한다. 몸을 지면으로 낮게 유지하고 리드미컬하고 부드럽게 움직인다. 굴곡하는 엉덩이의 바깥쪽 무릎은 가까이서 신전하는 팔의 외측으로 나아갈 것이다. 앞쪽으로 기어가는 동작은 언뜻 보기에도 쉬워 보일 것이나, 뒤쪽으로 기어가는 동작은 근육의 협동을 기르는 연습을 요한다.

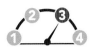

악어처럼 기어가기(Crocodile Crawl)

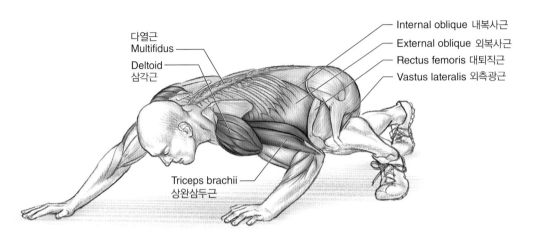

다열근
Multifidus

Deltoid
삼각근

Triceps brachii
상완삼두근

Internal oblique 내복사근

External oblique 외복사근

Rectus femoris 대퇴직근

Vastus lateralis 외측광근

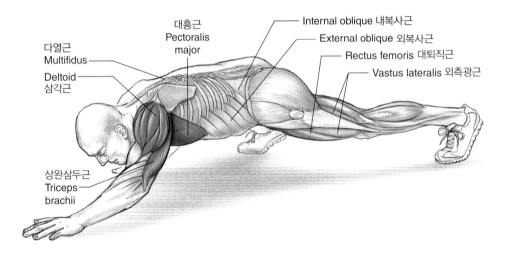

다열근
Multifidus

Deltoid
삼각근

상완삼두근
Triceps
brachii

대흉근
Pectoralis
major

Internal oblique 내복사근

External oblique 외복사근

Rectus femoris 대퇴직근

Vastus lateralis 외측광근

운동

1. 몸을 아래로 향하게 하고 머리와 목을 중립으로 정렬한 상태를 유지하면서, 양손과 양발에 체중을 실은 채 네발기기 자세로 시작한다.

2. 푸시업의 바닥 자세에서 하듯이 상체를 내려앉힌 다음, 서로 반대쪽에 있는 어깨와 엉덩이의 굴곡 및 어깨와 엉덩이의 신전을 대각선 패턴으로 교대하는 동작을 운동범위의 증가를 위해 몸통 및 엉덩이 회전과 결합시켜 악어처럼 앞쪽으로 기어간다.

3. 무릎이 가까이 있는 팔의 외측으로 나가도록 하면서, 원하는 거리만큼 앞쪽으로 기어간 다음 뒤쪽으

로 기어가 시작 자세로 되돌아간다.

관련근육

주동근육: 대흉근, 상완삼두근, 삼각근

이차근육: 고관절 굴근(장골근, 요근), 대퇴사두근(대퇴직근, 외측광근, 내측광근, 중간광근), 복직근, 외복
사근, 내복사근, 다열근

운동지침

악어처럼 기어가기는 매우 힘든 유연체조(calisthenic) 운동으로 상체, 중심부와 하체의 적절한 동기화
(synchronization)를 요한다. 몸을 지면으로 낮게 유지한다. 기어가면서 척추와 엉덩이를 회전시켜 엉덩
이가 앞쪽으로 충분히 굴곡되도록 한다. 이 운동은 상체 지구력, 중심부 안정성과 엉덩이 가동성을 상당
히 요한다.

점핑 머슬업(Jumping Muscle-Up)

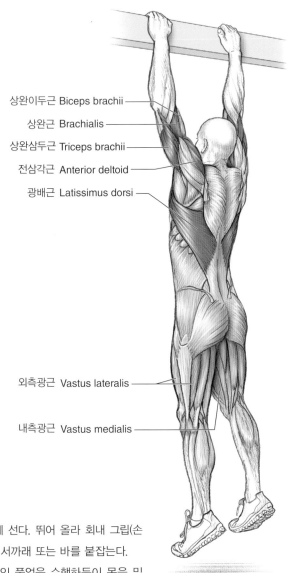

상완이두근 Biceps brachii

상완근 Brachialis

상완삼두근 Triceps brachii

전삼각근 Anterior deltoid

광배근 Latissimus dorsi

외측광근 Vastus lateralis

내측광근 Vastus medialis

운동

1. 견고한 서까래 또는 친업 바 아래에 선다. 뛰어 올라 회내 그립(손
   바닥을 몸의 반대쪽으로 돌림)으로 서까래 또는 바를 붙잡는다.

2. 탄력을 잃지 않은 채, 마치 폭발적인 풀업을 수행하듯이 몸을 밀
   어 올린다.

3. 계속 올라가 딥 운동으로 전환한 다음, 몸을 내려 시작 자세로 되
   돌아간다.

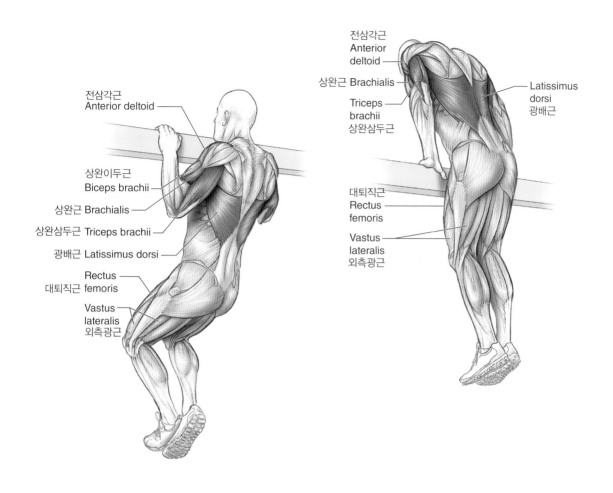

전삼각근
Anterior deltoid

상완이두근
Biceps brachii

상완근 Brachialis

상완삼두근 Triceps brachii

광배근 Latissimus dorsi

Rectus
대퇴직근 femoris

Vastus
lateralis
외측광근

전삼각근
Anterior
deltoid

상완근 Brachialis

Triceps
brachii
상완삼두근

Latissimus
dorsi
광배근

대퇴직근
Rectus
femoris

Vastus
lateralis
외측광근

관련근육

주동근육: 상완삼두근, 대흉근, 전삼각근, 광배근, 상완근

이차근육: 상완이두근, 대퇴사두근(대퇴직근, 외측광근, 내측광근, 중간광근), 복직근

운동지침

점핑 머슬업은 소수만 수행할 수 있는 매우 힘든 운동이다. 이 운동을 시도하기 전에 인상적인 수준의 풀업 및 딥 근력을 보유하도록 하는데, 그렇게 해도 운동이 어려울 것이다. 점프에서 풀업 및 딥으로 물 흐르듯 부드럽게 전환한 다음 동작을 역순으로 밟아 지면으로 되돌아간다. 대단히 강한 사람들은 점프 부분이 필요하지 않다. 그들은 탄력의 도움을 받지 않고도 전통적인 머슬업을 수행할 수 있다. 서까래는 체중을 지탱할 정도로 강하고 견고해야 하며, 서까래의 대안으로는 친업 바 또는 인근 공원의 정글짐이 있다.

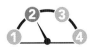

게걸음(Crab Walk)

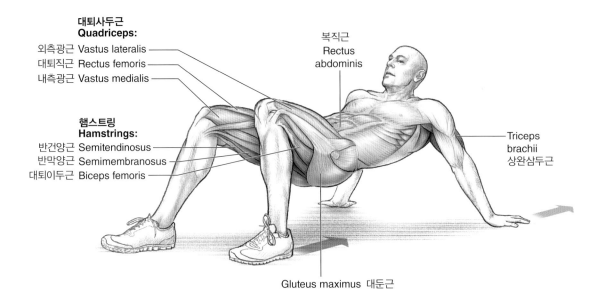

대퇴사두근
Quadriceps:
외측광근 Vastus lateralis
대퇴직근 Rectus femoris
내측광근 Vastus medialis

햄스트링
Hamstrings:
반건양근 Semitendinosus
반막양근 Semimembranosus
대퇴이두근 Biceps femoris

복직근
Rectus
abdominis

Triceps
brachii
상완삼두근

Gluteus maximus 대둔근

운동

1. 몸을 위로 향하게 한 자세에서 목을 중립 자세로 두고 위를 올려다본 채, 네발기기 자세로 시작해 둔부가 지면에서 떨어져 있고 양손과 양발이 지면과의 접촉을 유지하도록 한다.
2. 엉덩이를 높이 유지하면서, 같은 쪽의 무릎과 팔을 움직이는 패턴으로 게처럼 뒤쪽으로 기어간다.
3. 원하는 거리만큼 뒤쪽으로 기어간 다음 동작을 역순으로 밟아 앞쪽으로 기어가 시작 자세로 되돌아간다.

관련근육

주동근육: 상완삼두근
이차근육: 대둔근, 복직근, 햄스트링(대퇴이두근, 반건양근, 반막양근), 대퇴사두근(대퇴직근, 외측광근, 내측광근, 중간광근)

운동지침

게걸음은 어깨 가동성과 중심부 근력을 요하는 색다른 운동이다. 부드럽게 움직이고 움직임이 뚝뚝 끊어지지 않도록 한다. 기어가면서 손을 바깥으로 유지하여 손목과 어깨에 과도한 부하가 가해지지 않게 한다. 엉덩이가 바닥으로 처지지 않도록 하며, 위를 올려다보아 목이 굴곡되지 않게 한다.

CHAPTER 11
프로그램의 구성
PLANNING YOUR PROGRAM

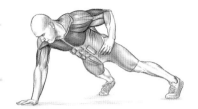

이제 나는 최고의 보디웨이트 운동들을 모두 소개하였으므로, 다음은 훈련 프로그램을 구성하는 방법을 알려줄 차례이다. 프로그램의 구성에서 개별화(individualization), 자기조절(autoregulation)과 구조적 균형(structural balance) 같은 요인들은 독자들의 성공 가능성에 중요한 영향을 미칠 것이므로, 여기서 당장 짚고 넘어간다.

개별화

자신이 좋아하는 프로그램을 짜는 것이 중요하다. 최고의 루틴은 본인에게 가장 맞는 것이다. 여기서 내가 나의 근력 훈련 프로그램을 개별화하는 방법을 소개해보자. 나는 스쿼트와 푸시업을 아주 좋아하나, 반복을 적게 할 경우에만 그렇다. 고반복 스쿼트 및 푸시업이라고 하면 나는 움찔한다. 예를 들어 100회 연속 보디웨이트 스쿼트 혹은 50회 연속 푸시업은 생각만 해도 끔찍하다. 나는 훈련할 때 반복을 더 적게 하는 것을 선호한다. 이러한 이유로 나는 보디웨이트 스쿼트 또는 일반 푸시업을 더 이상 하지 않는다. 요즈음 나는 난이도를 올리고 내가 원하는 반복 범위로 유지하기 위해 한 번에 하나의 발을 사용하는(편측) 스쿼트 운동만 한다. 고반복 스쿼트 및 푸시업이 효과적이지 않다고 생각해서가 아니라 그와 정반대의 이유에서다. 단지 그런 방식을 버텨낼

수가 없고 매주 그렇게 해야 한다면 운동이 두려워질 것이기 때문이다.

아울러 나는 편측(한쪽 사지) 운동을 여러 세트 수행하는 것을 몹시 싫어한다. 예를 들어 불가리아 스플릿 스쿼트 혹은 자기보조 한팔 푸시업을 4세트 하면 나는 녹초가 된다. 그러나 이들 운동이 아주 효과적이라고 생각하므로 각 측의 사지를 사용하는 편측 운동마다 한두 세트만 수행하는 선에서 타협한다. 당신은 운동을 두려워하는 것이 아니라 즐거운 마음으로 기다려야 한다. 그러므로 운동이 보다 생산적이 되도록 프로그램을 짜야 한다.

자기조절

훈련 프로그램을 시작할 때 계획이 세워져 있는 것이 중요하나, 모든 상황에서 그 프로그램을 엄격하게 따라야 할 필요는 없다. 계획된 루틴에서 벗어나 당신의 몸이 당신에게 말해주는 것(생체피드백)에 따라 조정을 해도 완전 무방하다. 프로그램을 스스로 조절하면 더 큰 진전을 이루겠지만, 어떤 프로그램도 도저히 당신의 생리적 및 심리적 상태를 매일 예측할 수 없기 때문이다. 정확한 추정을 하기에는 너무 많은 요인이 작용한다. 예를 들어 간밤에 취한 수면의 질과 양, 삶에서 나쁜 스트레스(distress)와 좋은 스트레스(eustress)의 정도, 동기부여의 정도, 그리고 그 주의 운동 후 회복 수준이 모두 특정한 훈련 세션에서 당신의 수행성과에 영향을 미칠 수 있다.

퍼진 느낌이 들면 물러나 한두 세션을 쉬엄쉬엄 한다. 동기부여가 되면, 한두 세트를 더 수행해도 좋다. 특정 운동이 맞지 않는다는 생각이 들면 그날은 빼버린다. 훈련할 때 당신의 느낌에 따라 운동 강도, 양 및 선택과 기타 변수를 조정해도 무방하나, 단지 벗어나기 위해 벗어나야 한다는 압박을 느껴서는 안 된다. 또한 세션이 맞다고 생각하는 한 계획을 철저히 따르는 것도 완전 무방하다.

구조적 균형

루틴을 짤 때에는 세션에서 단련시킬 근육뿐만 아니라 훈련시키는 동작 패턴도 고려해야 한다. 주요 근육군으로는 승모근, 삼각근, 흉근, 광배근, 이두근, 삼두근, 복근, 둔근, 햄스트링, 대퇴사두근과 종아리 근육이 있다. 그 주 내내 이들 근육군을 모두 단련시켜야 한다. 그러나 적절한 구조적 균형을 이루기 위해 동작 패턴이란 면에서 생각하면 상당히 도움이 된다.

분류 체계에 따라 각각의 프로그램에 포함시켜야 하는 주요 동작 패턴이 6~8가지가 있다. 상체의 경우에는 수직면과 수평면에서 밀고 당길 수 있다. 하체의 경우에는 무릎 또는 엉덩이가 우세한 운동을 할 수 있다. 그리고 중심부 운동에는 선형(전후) 운동과 아울러 측면(좌우) 및 회전(비틀림) 운동이 있다. 운동들을 이러한 동작 패턴 면에서 자세히 살펴보자.

푸시업은 수평면에서 밀기 운동으로 주로 몸통 전방 근육을 강화한다. 거꾸로 로우는 수평면에서 당기기 운동으로 주로 몸통 후방 근육을 강화한다. 푸시업만 하고 거꾸로 로우는 하지 않는다면 내전된 견갑골 및 내회전된 어깨 문제를 일으킬 위험이 있다. 그러면 어깨가 앞쪽으로 내밀리고 팔이 안쪽으로 틀어질 것이다. 거꾸로 로우를 하면 이러한 경향에 대항하는 근육을 강화해 이와 같은 부정적 자세 적응을 방지할 것이다.

물구나무 푸시업은 수직면에서 밀기 운동인 반면 풀업은 수직면에서 당기기 운동이다. 적절한 자세와 적당한 양으로 수행한다면 이들 운동은 협력하여 균형 잡힌 어깨와 견갑골의 안정성을 가져와 어깨의 건강한 유지에 도움이 된다.

스쿼트는 슬관절이 상당한 운동범위로 움직이고 대퇴사두근에 큰 힘이 들어가기 때문에 무릎 위주의 운동이다. 스쿼트만 한다면 햄스트링을 따로 발달시켜야 될 여지가 많고, 대퇴사두근의 우세로 무릎에 문제가 발생할 수 있으며, 고관절 신전 운동범위

끝부분에서 근력이 부족할 것임은 말할 것도 없다.

리버스 하이퍼(166페이지)는 엉덩이 위주 운동이다. 왜냐하면 동작이 주로 고관절을 중심으로 일어나고 주작용근이 둔근과 햄스트링이기 때문이다. 이 운동은 후방 사슬을 강화한다. 이는 스쿼트에서 햄스트링과 둔근의 사용을 촉진하므로 보다 깊이 앉아 더 강하게 엉덩이 근육에 의존하면서 스쿼트 동작을 수행할 수 있다. 이렇게 하면 무릎의 부담이 줄어 관절이 건강하게 유지된다. 다양한 동작 패턴 사이에는 협력관계가 존재하며, 이들 패턴이 균형을 이루면 관절이 적절히 정렬되고 불필요한 관절 스트레스가 방지된다.

일부 중심부 운동은 주로 시상면으로 작용하는데, 선형(전후) 패턴으로 움직임을 일으키거나 막는다는 의미이다. 이는 측면(좌우) 및 회전(비틀림) 패턴으로 움직임을 일으키거나 감소시키는 중심부 운동과 대조된다. 선형 중심부 운동으로는 크런치, 싯업, 플랭크 등이 있다. 측면 중심부 운동에는 파트너 보조 복사근으로 몸통 올리기(96페이지), 측면 플랭크 등이 있다. 회전 중심부 운동으로는 윈드실드 와이퍼(105페이지), 자전거(83페이지) 등이 있다. 모든 방향으로 중심부가 강해야 하므로 선형, 측면 및 회전 중심부 운동을 균형 있게 포함시켜야 한다.

마지막으로 중요한 점은 오로지 양측 운동만을 고수하기보다는 프로그램에 편측 운동을 포함시키면 유익하다는 것이다. 편측 운동은 양측 운동과는 다른 방식으로 근육을 단련시킨다. 예를 들어 불가리아 스플릿 스쿼트(158페이지)에서는 대퇴골을 안정화하고 계속 슬관절을 발 위로 적절히 위치시키기 위해 고관절 내전근 및 외전근이 동시에 활성화되어야 한다. 한다리 안정성은 최적의 경기력에 중요하다. 또 다른 예를 들어보면, 한팔 푸시업에서는 흉근, 어깨 및 삼두근 근력이 상당히 강해야 할 뿐만 아니라, 몸이 움직하고 회전하지 않도록 하기 위해 중심부 전역에서 회전 안정성이 요구된다. 이러한 이유들로 편측 운동을 프로그램에 포함시켜야 한다. 양측 운동이 항상 충분한 부하를 제공하지는 못하기 때문에 점차 발전해 갈수록 편측 운동이 보디웨이트 트레이닝에서 중요해진다.

반복해서 말하지만 이상적인 루틴에서는 수평면에서 밀기와 당기기 운동, 수직면에서 밀기와 당기기 운동, 무릎과 엉덩이 위주 운동, 선형, 측면 및 회전 중심부 운동간, 그리고 양측(양쪽 사지)과 편측(한쪽 사지) 운동 사이에 균형이 잘 이루어지는 것이다. 각각의 운동에 모든 동작 패턴을 포함시켜야 하는 것은 아니며, 서로 대항하는 동작 패턴들에 대해서도 수행하는 세트의 수가 완벽하게 균형이 맞아야 하는 것도 아니다. 더욱이 대다수의 운동을 양측으로 해도 괜찮다. 하지만, 구조적 균형이란 생각을 염두에 두고 프로그램의 구성이 어느 특정 동작 패턴으로 치우치지 않도록 하는 것이 중요하다.

표 11-1을 보면 이 책에서 소개한 모든 운동이 나와 있고 이들 운동이 이상에서 설명한 동작 패턴들에 따라 분류되어 있다. 당신이 계속 전신 루틴을 한다면, 이 표를 참조하게 될 것이다. 당신이 하체-상체 구분 루틴, 밀기-당기기 루틴, 또는 신체 부위 구분 루틴을 선택한다면 그저 단련시키는 근육들에 따라 운동을 선택하면 되고 이 표를 사용할 필요는 없다. 그러나, 단련시키고자 하는 근육보다는 운동들의 동작 패턴을 이해하는 것이 도움이 될 것이므로, 당신이 어떤 루틴을 선택하든 상관없이 이 표에 주의를 기울일 것을 권한다.

다음으로는 사람들의 훈련 목표가 프로그램의 구성에 어떻게 영향을 미치는지 알아본다.

표 11-1. 보디웨이트 운동

운동	페이지	운동 등급	수평면서 밀기	수평면서 당기기	수직면서 밀기	수직면서 당기기	무릎 위주	엉덩이 위주	선형 중심부 운동	측면/회전 중심부 운동	표적화 운동	전신	양측	편측
팔														
삼두근 신전(Triceps Extension)	22	3									●		●	
무릎 대고 삼두근 신전 (Short-Lever Triceps Extension)	23	2									●		●	
무릎 구부려 거꾸로 컬(Short-Lever Inverted Curl)	24	2									●		●	
무릎 펴 거꾸로 컬(Long-Lever Inverted Curl)	25	3									●		●	
이두근 친업(Biceps Chin-Up)	26	3				●							●	
양팔 좁혀 삼두근 푸시업(Narrow Triceps Push-Up)	28	3	●										●	
다이아몬드 삼두근 푸시업(Diamond Triceps Push-Up)	29	3	●										●	
무릎 대고 삼두근 푸시업 (Short-Lever Triceps Push-Up)	29	2	●										●	
삼점 접촉 벤치 딥(Three-Point Bench Dip)	30	2			●								●	
목과 어깨														
벽에 대고 목 전방 등고정 (Wall Anterior Neck Isohold)	38	2									●			
벽에 대고 목 후방 등고정 (Wall Posterior Neck Isohold)	39	2									●			
손으로 목 등고정(Manual Neck Isohold)	40	1									●			
푸시백(Push-Back)	42	2			●								●	
양발 올려 파이크 푸시업 (Feet-Elevated Pike Push-Up)	44	3			●								●	
삼점 접촉 파이크 푸시업(Three-Point Pike Push-Up)	45	4			●								●	
후삼각근으로 몸 올리기(Rear Deltoid Raise)	46	2									●		●	
YTWL	48	1									●		●	
벽에 대고 물구나무 푸시업(Wall Handstand Push-Up)	50	4			●								●	

운동	페이지	운동 등급	수평면서 밀기	수평면서 당기기	수직면서 밀기	수직면서 당기기	무릎 위주	엉덩이 위주	선형 중심부 운동	측면/회전 중심부 운동	표적화 운동	전신	양측	편측
가슴														
푸시업(Push-Up)	58	2	●										●	
무릎 대고 푸시업(Short-Lever Push-Up)	59	2	●										●	
양팔 넓혀 푸시업(Wide-Width Push-Up)	59	3	●										●	
몸 올려 푸시업(Elevated Push-Up)	60	3	●										●	
몸 올려 무릎 대고 푸시업 (Short-Lever Elevated Push-Up)	61	2	●										●	
몸통 올려 푸시업(Torso-Elevated Push-Up)	62	1	●										●	
양발 올려 푸시업(Feet-Elevated Push-Up)	63	3	●										●	
좌우로 푸시업(Side-to-Side Push-Up)	64	3	●											●
슬라이딩 좌우로 푸시업 (Sliding Side-to-Side Push-Up)	65	3	●											●
한팔 푸시업(One-Arm Push-Up)	66	4	●											●
자기보조 한팔 푸시업 (Self-Assisted One-Arm Push-Up)	67	3	●											●
박수치며 푸시업(Clapping Push-Up)	68	3	●										●	
무릎 대고 박수치며 푸시업(Knee Clapping Push-Up)	69	3	●										●	
박수치며 전신 푸시업 (Whole-Body Clapping Push-Up)	69	4	●										●	
체스트 딥(Chest Dip)	70	3			●								●	
슬라이딩 플라이(Sliding Fly)	72	4									●		●	
무릎 대고 슬라이딩 플라이(Short-Lever Sliding Fly)	73	3									●		●	

운동	페이지	운동 등급	수평면서 밀기	수평면서 당기기	수직면서 밀기	수직면서 당기기	무릎 위주	엉덩이 위주	선형 중심부 운동	측면/회전 중심부 운동	표적화 운동	전신	양측	편측
중심부														
크런치(Crunch)	80	1							●					
역 크런치(Reverse Crunch)	81	1							●					
측면 크런치(Side Crunch)	81	1								●				
슈퍼맨(Superman)	82	1							●				●	
자전거(Bicycle)	83	1								●				●
앉아 무릎 올리기(Seated Knee-Up)	84	1							●				●	
부양 L자 앉기(L-Sit)	85	4							●				●	
무릎 구부려 한다리 내리면서 펴기 (Bent-Knee Single-Leg Lowering With Extension)	86	1							●					●
죽은 벌레(Dead Bug)	87	2							●					●
무릎 구부린 채 양다리 내리기 (Double-Leg Lowering With Bent Knees)	88	1							●				●	
누워 편 다리 올리기(Lying Straight-Leg Raise)	89	2							●				●	
드래곤 플래그(Dragon Flag)	89	4							●				●	
다리 구부려 싯업(Bent-Leg Sit-Up)	90	1							●					
다리 펴 싯업(Straight-Leg Sit-Up)	91	1							●					
비틀면서 싯업(Twisting Sit-Up)	91	1								●				
전면 플랭크(Front Plank)	92	1							●					
무릎 대고 전면 플랭크(Short-Lever Front Plank)	93	1							●					
양발 올려 전면 플랭크(Feet-Elevated Front Plank)	93	2							●					
교대 삼점 접촉 플랭크(Rotating Three-Point Plank)	94	2								●				
교대 이점 접촉 플랭크(Rotating Two-Point Plank)	95	3								●				
파트너 보조 복사근으로 몸통 올리기 (Partner-Assisted Oblique Raise)	96	3								●				
RKC 플랭크(RKC Plank)	98	2							●					
측면 플랭크(Side Plank)	100	2								●				
무릎 대고 측면 플랭크(Short-Lever Side Plank)	101	1								●				
양발 올려 측면 플랭크(Feet-Elevated Side Plank)	101	3								●				

운동	페이지	운동 등급	수평면서 밀기	수평면서 당기기	수직면서 밀기	수직면서 당기기	무릎 위주	엉덩이 위주	선형 중심부 운동	측면/회전 중심부 운동	표적화 운동	전신	양측	편측
중심부														
매달려 무릎 구부리며 다리 올리기 (Hanging Leg Raise With Bent Knees)	102	2							●				●	
매달려 편 다리 올리기 (Straight-Leg Hanging Leg Raise)	103	3							●				●	
매달려 역 크런치로 다리 올리기 (Hanging Leg Raise With Reverse Crunch)	103	3							●				●	
매달려 비스듬히 다리 올리기 (Oblique Hanging Leg Raise)	104	3								●			●	
윈드실드 와이퍼(Windshield Wiper)	105	4								●			●	
무릎 꿇어 몸통 앞으로 밀어내기 (Sliding Rollout From Knees)	106	3							●				●	
서서 몸통 앞으로 밀어내기(Standing Rollout)	107	4							●					
슬라이딩 보디 쏘(Sliding Body Saw)	108	3							●					
등														
풀업(Pull-Up)	114	3				●							●	
서까래 풀업(Rafter Pull-Up)	115	3				●							●	
좌우로 풀업(Side-to-Side Pull-Up)	116	4				●								●
좌우로 미끄러지는 풀업 (Sliding Side-to-Side Pull-Up)	117	4				●								●
타월 풀업(Towel Pull-Up)	118	3				●							●	
자기보조 한팔 친업 (One-Arm Self-Assisted Chin-Up)	119	4				●								●
변형 거꾸로 로우(Modified Inverted Row)	120	2		●									●	
양발 올려 거꾸로 로우(Feet-Elevated Inverted Row)	121	3		●									●	
타월 거꾸로 로우(Towel Inverted Row)	121	2		●									●	
좌우로 하는 거꾸로 로우(Side-to-Side Inverted Row)	122	4		●									●	
좌우로 미끄러지는 거꾸로 로우 (Sliding Side-to-Side Inverted Row)	123	4		●										●
한팔 거꾸로 로우(One-Arm Inverted Row)	123	4		●										●
견갑골 으쓱하기(Scapular Shrug)	124	3									●		●	
구석서 견갑골 으쓱하기(Corner Scapular Shrug)	125	1												
타월 페이스 풀(Towel Face Pull)	126	1		●									●	

운동	페이지	운동 등급	수평면서 밀기	수평면서 당기기	수직면서 밀기	수직면서 당기기	무릎 위주	엉덩이 위주	선형 중심부 운동	측면/회전 중심부 운동	표적화 운동	전신	양측	편측
넓적다리														
스모 스쿼트(Sumo Squat)	134	2					●						●	
벽에 대고 등고정 스쿼트(Wall Squat Isohold)	136	1					●						●	
벽에 대고 행진 스쿼트(Wall Squat March)	137	3					●							●
박스 스쿼트(Box Squat)	138	1					●						●	
낮은 박스 스쿼트(Low Box Squat)	139	2					●						●	
점프 박스 스쿼트(Jump Box Squat)	139	2					●						●	
풀 스쿼트(Full Squat)	140	1					●						●	
균형잡기 풀 스쿼트(Counterbalance Full Squat)	141	1					●						●	
점프 풀 스쿼트(Jump Full Squat)	141	2					●						●	
시시 스쿼트(Sissy Squat)	142	2									●		●	
한다리 박스 스쿼트(Single-Leg Box Squat)	144	3					●							●
한다리 낮은 박스 스쿼트(Single-Leg Low-Box Squat)	145	3					●							●
점프 한다리 박스 스쿼트 (Jumping Single-Leg Box Squat)	145	4					●							●
스케이터 스쿼트(Skater Squat)	146	3					●							●
스케이터 스쿼트에서 무릎 올리기 (Skater Squat With Knee Raise)	147	3					●							●
점프 스케이터 스쿼트(Jumping Skater Squat)	147	3					●							●
피스톨 스쿼트(Pistol Squat)	148	4					●							●
타월 피스톨 스쿼트(Towel Pistol Squat)	149	2					●							●
정적 런지(Static Lunge)	150	1					●							●
서서 전방 런지(Forward Lunge)	151	2					●							●
교대 점프 런지(Alternating Jump Lunge)	151	3					●							●
거꾸로 런지(Reverse Lunge)	152	2					●							●
심화 거꾸로 런지(Deficit Reverse Lunge)	153	2					●							●
계단 오르기와 거꾸로 런지 혼합 (Step-Up and Reverse Lunge Hybrid)	153	2					●							●

운동	페이지	운동 등급	수평면서 밀기	수평면서 당기기	수직면서 밀기	수직면서 당기기	무릎 위주	엉덩이 위주	선형 중심부 운동	측면/회전 중심부 운동	표적화 운동	전신	양측	편측
넓적다리														
슬라이딩 런지(Sliding Lunge)	154	2					●							●
계단 오르기(Step-Up)	156	1					●							●
높은 계단 오르기(High Step-Up)	157	2					●							●
교대 점프 계단 오르기(Alternating Jump Step-Up)	157	2					●							●
불가리아 스플릿 스쿼트(Bulgarian Split Squat)	158	2					●							●
심화 스플릿 스쿼트(Deficit Split Squat)	159	2					●							●
점프 스플릿 스쿼트(Jump Split Squat)	159	3					●							●
러시아 레그 컬(Russian Leg Curl)	160	3									●		●	
파트너 보조 러시아 레그 컬(Partner-Assisted Russian Leg Curl)	161	3									●		●	
손 안 대고 러시아 레그 컬(No-Hands Russian Leg Curl)	161	4									●		●	
한다리 루마니아 데드리프트(Single-Leg Romanian Deadlift)	162	1						●						●
루마니아 데드리프트에서 팔 뻗고 무릎 올리기(Reaching Romanian Deadlift With Knee Raise)	163	2						●						●
파트너 보조 등 신전(Partner-Assisted Back Extension)	164	1						●					●	
양손 머리 뒤로 두고 등 신전(Prisoner Back Extension)	165	2						●					●	
한다리 등 신전(Single-Leg Back Extension)	165	2						●						●
리버스 하이퍼(Reverse Hyper)	166	1						●					●	
한다리 리버스 하이퍼(Single-Leg Reverse Hyper)	167	1						●						●
슬라이딩 레그 컬(Sliding Leg Curl)	168	3									●		●	

운동	페이지	운동 등급	수평면서 밀기	수평면서 당기기	수직면서 밀기	수직면서 당기기	무릎 위주	엉덩이 위주	선형 중심부 운동	측면/회전 중심부 운동	표적화 운동	전신	양측	편측
둔근														
둔근 교각(Glute Bridge)	174	1						●					●	
둔근 교각 행진(Glute March)	175	2						●						●
한다리 둔근 교각(Single-Leg Glute Bridge)	175	2						●						●
어깨 올려 엉덩이 밀기 (Shoulder-Elevated Hip Thrust)	176	1						●					●	
어깨 올려 엉덩이 밀고 행진 (Shoulder-Elevated Hip Thrust March)	177	2						●						●
한다리로 엉덩이 밀기(Single-Leg Hip Thrust)	177	2						●						●
어깨와 양발 올려 엉덩이 밀기 (Shoulder-and-Feet-Elevated Hip Thrust)	178	2						●					●	
어깨와 양발 올려 한다리 엉덩이 밀기 (Single-Leg Shoulder-and-Feet-Elevated Hip Thrust)	179	4						●						●
당나귀 킥(Donkey Kick)	180	1						●						●
다리 구부려 당나귀 킥(Bent-Leg Donkey Kick)	181	1						●						●
버드 독(Bird Dog)	181	1						●						●
옆으로 누워 조개 운동(Side-Lying Clam)	182	1									●			●
중립 자세 옆으로 누워 조개 운동 (Side-Lying Clam at Neutral Position)	183	1									●			●
옆으로 누워 엉덩이 올리기(Side-Lying Hip Raise)	184	3									●			●
종아리														
몸 올려 종아리 올리기(Elevated Calf Raise)	188	1									●		●	
몸 올려 한다리 종아리 올리기 (Single-Leg Elevated Calf Raise)	189	1									●			●
스쿼트 종아리 올리기(Squat Calf Raise)	190	1									●		●	
견고한 다리로 발목 도약(Stiff-Leg Ankle Hop)	192	2									●		●	
한다리 발목 도약(Single-Leg Ankle Hop)	193	2									●			●

운동	페이지	운동 등급	수평면서 밀기	수평면서 당기기	수직면서 밀기	수직면서 당기기	무릎 위주	엉덩이 위주	선형 중심부 운동	측면/회전 중심부 운동	표적화 운동	전신	양측	편측
전신														
거수 도약(Jumping Jack)	200	1										●	●	
양팔 교차 거수 도약(Transverse-Arm Jumping Jack)	201	1										●	●	
버피(Burpee)	202	2										●	●	
푸시업, 점프와 리치 추가 버피 (Burpee With Push-Up, Jump, and Reach)	203	3										●	●	
엉덩이 신전 푸시업(Push-Up With Hip Extension)	204	2										●	●	
타월 로우 등고정에서 둔근 행진 (Towel Row Isohold With Glute March)	206	3										●	●	
싯업에서 일어서며 점프와 리치 (Sit-Up to Stand With Jump and Reach)	208	3										●	●	
산악 등반가(Mountain Climber)	210	3										●		●
곰처럼 기어가기(Bear Crawl)	212	2										●		●
악어처럼 기어가기(Crocodile Crawl)	214	3										●		●
점핑 머슬업(Jumping Muscle-Up)	216	4										●	●	
게걸음(Crab Walk)	218	2										●		●

훈련 목표

사람들은 많은 이유로 운동을 시작한다. 일부는 자신의 일반 건강을 개선하고 싶어 하며, 일부는 더 큰 근육을 만들고 싶어 한다. 또, 일부는 살을 빼길 원하며, 일부는 보다 강해지기 위해 운동을 한다. 일부는 자신의 기능적 근력과 운동능력을 향상시키길 바라며, 일부는 관절 기능장애를 없애고 부상을 방지하려 애쓴다. 보디빌더는 근육 증대(muscle hypertrophy, 근육질)를, 파워리프터는 최대 근력을, 역도선수는 최대 파워를, 그리고 단거리 주자는 최대 스피드를 추구한다. 특정한 목적을 위한 훈련은 사람이 훈련하는 방법에 영향을 미치기 때문에 이들의 훈련방법이 상당히 다르다는 점은 놀랍지 않다.

스포츠 전문 훈련

일반적으로 스포츠 전문 훈련이란 주제를 놓고는 칭찬이 과하다. 운동선수의 스포츠 종목이 다르면 근력 및 에너지 생성 시스템의 발달도 달라야 한다는 것은 사실이지만, 이상적으로는 모든 운동선수가 탄탄한 동작 패턴 및 운동능력을 보여야 한다. 이 때문에 후속 적응에 토대가 되는 기본운동을 터득하는 것이 필수적이다. 독자들은 자신의 스포츠를 분석해 그 스포츠에서 이용되는 동일한 근육을 사용하고 그 스포츠의 동작 패턴 및 방향과 비슷한 운동을 해야 하지만, 기본운동을 망각할 정도로 지나쳐서는 안 된다. 모든 운동선수는 균형 잡힌 근력과 가동성을 보유해야 한다. 불가리아 스플릿 스쿼트와 한다리로 엉덩이 밀기 같은 한다리 운동 그리고 RKC 플랭크와 측면 플랭크 같은 중심부 안정성 운동은 모든 운동선수에게 아주 좋은 운동이다.

근력

근력을 극대화하기 위해 훈련할 때에는 다관절 운동을 하고, 저반복 범위로 유지하며, 세트 사이에 더 많이 휴식기를 원한다. 하지만 보디웨이트 트레이닝에서는 이러한 방식의 훈련이 항상 실현 가능하지는 않다. 예를 들어 스쿼트, 벤치 프레스와 데드리프트는 많은 근육을 사용하고 무거운 하중을 들어 올리도록 해주기 때문에 저항 훈련에서 가장 인기 있는 3가지 운동이다. 그러나 보디웨이트 트레이닝에서는 비록 자신의 근력 수준에 따라 운동을 변경하여 더 쉽게 혹은 더 어렵게 할 수 있긴 하지만, 사용하는 저항이 가장 커봤자 자신의 체중이다. 이러한 이유로 오로지 보디웨이트 트레이닝을 통해서만 근력을 극대화하기는 어려울 수 있다.

보디웨이트 트레이닝을 통해 근력을 극대화하기 위한 최선의 접근방법은 유연성, 안정성과 운동 제어란 훌륭한 토대를 마련하는 것이다. 이는 향후 향상과 더 어려운 응용운동으로 진행하기 위한 기반이 된다. 나는 미국 올림픽 체조 코치와의 인터뷰 글을 읽은 적이 있다. 그에 따르면 자신의 체조선수들이 결코 저항 훈련을 한 적이 없고 오직 보디웨이트 운동만을 했지만, 많은 선수가 자기 체중의 2배로 벤치 프레스를 그리고 자기 체중의 3배로 데드리프트를 할 수 있다고 했다. 분명 보디웨이트 운동의 상급 응용운동을 수행하면 인상적인 수준의 근력을 발달시킬 수 있다. 기본운동을 터득한 다음 편측 운동, 플라이오메트릭 운동과 기타 상급 운동으로 진행하도록 한다.

근육 증대

근육량의 극대화를 위해 훈련할 때는 고반복 세트와 신체의 특정 부위를 표적으로 하는 훈련을 추가하고 세트 사이에 더 적게 휴식하도록 한다. 근력은 근육 증대에 가장 중요하지만, 둘 사이의 상관관계는 그리 강하지 않다. 항상 표적 근육이 작용하는 것을 느끼고 운동범위 전체에 걸쳐 자세를 제어한다. 매우 다양한 운동이 근육의 모든 부위를 자극하는 데 이상적이듯이 다양한 반복 범위도 근육 성장에 이상적이다.

신체 부위 구분훈련

때로 여러분은 신체의 특정 부위, 아마도 삼각근, 둔근, 상부 흉근, 혹은 광배근을 만드는 데 집중하고자 할 것이다. 이러한 경우에는 단지 신체의 나머지 부위를 위한 훈련을 약간 줄이면서 보다 약한 근육군을 위한 훈련을 추가해야 한다. 또한 때로 특정 기술을 향상시키고자 할 것이다. 예를 들어 한팔 푸시업 혹은 피스톨 스쿼트를 수행할 수 있기를 원할지도 모른다. 이러한 경우에는 그 기술을 빈번히 훈련하면서 루틴의 나머지 부분을 줄인다. 프로그램에 계속 추가만 할 수는 없다. 뭔가를 추가할 경우에는 뭔가를 빼야 한다. 그렇지 않으면 운동 과다와 정체 혹은 더 나쁘게는 퇴보를 겪을 위험이 있다.

가령 여러분이 친업을 할 수 없다고 하자. 이러한 경우에 정기 프로그램에서 단순히 등 운동을 매주 한두 번 하기보다는 네거티브 친업(negative chin-up, 먼저 친업 바 위에 매달린 다음, 절제된 동작으로 천천히 내려와 내리는 동작에 집중하는 운동)을 두 세트로 매일 여러 차례 할 수도 있다. 비교적 몸이 약할 경우에는 운동할 때 몸에 부하를 많이 가하지 않고 빈도를 증가시키면 발전이 가속되어 일반 친업을 훨씬 더 빨리 수행할 수 있을 것이다. 그러나 한 번에 하나의 운동 또는 하나의 신체 부위에만 집중해야 한다. 두 가지 운동 또는 두 신체 부위를 고르려 한다면, 그건 더 이상 구분훈련 루틴이 아니다. 그저 욕심일 뿐이다. 무리하지 않아야 한다. 그렇지 않으면 정체라는 대가를 치를 것이다.

지방 소실

체중 감량에 집중할 때에는 근육을 가능한 한 많이 유지하여 근육량보다는 지방이 빠지도록 한다. 이것이 양질의 체격을 이루는 비결이다. 근육을 만드는 것은 근육을 유지하는 것이므로 훈련을 그리 변화시킬 필요가 없다는 점을 기억한다. 훈련하는 주에 근력 훈련을 하고, MRT 서킷운동 또는 HIIT(제10장 참조)를 한두 세션 추가해서 다이어트에 집중한다. 이에 관해서는 나중에 이 장에서 자세히 설명한다.

이제 근력 훈련에서 훈련 변수에 대해 얘기할 차례이다.

훈련 변수

당신은 근력 관리에 있어 10가지 흔한 훈련 변수를 이해해야 한다. 이들 각각을 간략히 살펴본다.

운동 선택

이는 간단한 변수인 것처럼 보이나, 아마도 세계적으로 가장 이해가 부족한 훈련 변수일 것이다. 사람들은 현재 자신의 능력 수준 이내로 운동을 유지하기를 원하지 않는 듯하다. 헬스클럽에 가서 푸시업 중 사람들의 엉덩이가 처지고, 친업 중 몸이 마구 흔들리며, 데드리프트 중 등이 구부러지고, 벤치 프레스 중 바가 가슴에서 되튀는 모습을 보면, 곧 대부분의 사람이 강하고 탄탄해지려는 압박을 받는다는 점을 깨닫게 된다. 불행히도 그들은 자신의 능력에 비해 너무 많은 웨이트를 사용하거나 너무 상급의 운동을 함으로써 득보다는 해를 초래하고 있다.

퇴행과 진행을 이해하는 것이 필수적이다. 예를 들어 박스 스쿼트는 풀 스쿼트보다 더 쉽고, 정적 런지는 피스톨 스쿼트보다 더 쉬우며, 무릎 대고 푸시업은 양발 올려 푸시업보다 더 쉽다. 현재 자신의 능력 수준에 적절한 응용운동을 유지하고, 그것을 터득한 다음 더 어려운 운동으로 진행해야 한다. 특정 운동을 적절히 수행할 수 없다면 더 쉽게 해서 적절히 수행할 수 있도록 하는 방안을 찾는다. 보다 간단한 응용운동으로 되돌아가면 견실한 운동 패턴을 발달시켜 보다 급속한 발전을 이룰 수 있을 것이다.

운동을 선택할 때에는 구조적 균형을 고려하고, 시간이 흐르면서 운동을 다양화하여 습관화 및 패턴 과부하 위험을 감소시킨다. 당신은 항상 동일한 기본 동작 패턴을 수행하지만, 지속적인 긍정적 적응에 필요한 신선한 훈련 자극을 제공하기 위해 운동들은 달라야 한다.

운동 순서

루틴에서 첫 번째로 수행하는 운동이 가장 좋은 자극을 주고 당신의 훈련에 가장 잘 반응할 것이다. 만약 친업의 향상을 원한다면, 해당 운동을 세션에서 첫 번째로 수행하라. 당신의 목표가 피스톨 스쿼트를 3회에서 10회 반복으로 올리는 것이라면, 그것을 운동에서 첫 번째로 둔다. 당신이 가장 향상시키려 하는 것이 무엇이든 그 운동을 프로그램의 구성에서 우선해야 한다.

훈련 세션에서 작용 및 대항 동작들, 즉 수평면에서 밀기와 당기기처럼 반대되는 동작들을 교대로 한다. 이렇게 하면 몸이 자연스런 휴식시간을 갖는다. 예를 들어 푸시업을 한 세트 한 다음 거꾸로 로우를 한 세트 하고 다시 푸시업을 한 세트 하는 등으로 수행할 수 있다. 이를 대항근 세트 운동(antagonistic pairing)이라고 하는데, 대사의 활성화를 유지시켜 주면서 작용하는 근육에게 휴식시간을 늘려준다. 비결은 서로 방해하지 않고 반대되는 동작 패턴을 사용하는 운동들을 선택하는 것이다. 푸시업과 물구나무 푸시업을 세트로 선택해서는 안된다. 왜냐하면 두 운동은 훈련시키는 근육이 많이 겹치기 때문이다.

일반적으로 당신이 특정 신체 부위를 구분 훈련시키지 않는다면, 가장 큰 근육군들을 가장 먼저 그리고 가장 작은 근육군들을 가장 나중에 훈련시켜야 한다. 일반적인 경험으로 보면, 먼저 무릎 위주 운동(대퇴사두근), 다음으로 엉덩이 위주 운동(햄스트링과 둔근), 다음으로 상체 당기기 운동(등), 다음으로 상체 밀기 운동(가슴과 어깨), 그런 다음 중심부 및 표적화 운동처럼 더 작은 근육을 훈련시키는 운동(복근, 복사근, 이두근, 삼두근 등)으로 진행한다.

파워 훈련, 근력 훈련과 컨디셔닝을 동일한 세션에서 수행한다면 이들 훈련을 지금 언급한 순서로 한다. 즉 활력적일 때 파워 훈련, 중간에 근력 훈련, 마지막으로 컨디셔닝을 한다.

훈련 구분

훈련 구분(split)은 운동들을 어떻게 쪼개 주 전체에 배치하느냐를 말한다. 보편적인 훈련 구분에는 여러 유형 있다. 가장 흔한 유형이 전신 훈련, 하체-상체 구분, 밀기-당기기 훈련, 그리고 신체 부위 구분이다.

전신 훈련의 경우에는 각각의 세션에서 전신을 단련시키므로, 엄밀히 말하자면 아무것도 구분하지 않는다. 이러한 접근방법은 보디웨이트 트레이닝인 경우에 가장 현명하다. 하체-상체 구분인 경우에는 한 세션에서 신체의 절반을 그리고 다음 세션에서 신체의 나머지 절반을 단련시킨다. 예를 들어 한 세션에서 다리를 그리고 다음 세션에서 상체를 단련시킨다. 밀기-당기기 훈련은 미는 근육(대퇴사두근, 가슴, 어깨, 삼두근)을 단련시키는 세션과 당기는 근육(햄스트링, 등, 이두근)을 단련시키는 세션을 교대로 한다. 신체 부위 구분은 각각의 세션에서 한두 신체 부위, 예를 들어 가슴과 삼두근, 등과 이두근, 다리, 혹은 어깨와 승모근에 집중한다.

보디빌더는 신체 부위 구분, 파워리프터는 하체-상체 구분, 그리고 올림픽 역도선수와 스트롱맨은 전신 훈련을 따르는 경향이 있다. 오직 보디웨이트 트레이닝만을 하는 사람들은 전신 훈련에 끌리고 체조선수들과 마찬가지로 놀라운 체형을 발달시킨다. 보디웨이트 트레이닝으로 최고의 체형을 성취하고 있는 사람들의 루틴을 살펴보면, 대부분이 전신 루틴을 하고 있다.

빈도

훈련 빈도(frequency)는 주 당 훈련 일수를 말한다. 대개 운동하는 사람들은 주 당 2~6일 훈련하며, 3~5일이 가장 흔하다. 훈련 일수는 개인별 상황에 의존하지만, 나는 운동의 양에 비해 빈도를 선택하도록 권장한다. 이에 관해서는 다음에 설명하겠다. 한 세션을 60분으로 주 당 2일 훈련하는 것보다는 한 세션을 30분으로 주 당 4일 훈련하는 것이 보다 효과적이다. 어떻게 선택하든 매주 전신을 훈련시키도록 해야 한다.

양

근력 트레이너들은 이상적인 운동량(volume)을 두고 논쟁을 벌인다. 일부는 적은 운동량이 이상적이라고 믿는 반면, 다른 사람들은 대부분 더 많은 운동량이 더 낫다고 믿는다. 대개 진실은 그 중간쯤에 있다.

운동량은 보통 수행하는 세트 및 반복의 횟수를 말한다. 예를 들어 저운동량 세션은 6가지 운동을 1세트씩 수행하는 것으로 이루어질 수 있는 반면, 고운동량 세션은 8가지 운동을 3세트씩 수행하는 것으로 이루어질 수 있다.

대부분의 근력 트레이너는 아무리 많은 세트를 수행하더라도 첫째 세트가 단연코 가장 중요하고 이어지는 세트들은 덜 중요해진다는 점에 동의한다. 수확체감의 법칙은 프로그램의 구성에도 적용된다. 예를 들어 푸시업을 1세트 수행하는 것은 좋고 3세트 수행하는 것은 한층 더 나으나, 20세트를 수행하는 것은 이상적이지 않다. 세트를 추가하면 역효과를 낳는 시점이 오는데, 근육이 향후 세션을 위해 복구할 수 없기 때문이다.

물론 여기에 자세 및 강도란 요인이 관여한다. 자세가 형편없는 리프터는 많은 운동량을 소화할 수 없으며, 강도의 한계를 그리 많이 초월하지 못하는 리프터도 마찬가지이다. 운동량과 강도는 반비례 관계에 있다. 당신은 강하게 훈련하거나 오래 훈련할 수 있지만 둘 모두를 동시에 할 수는 없다.

더욱이 훈련 구분의 유형이 운동량의 고려에 영향을 미친다. 전신 루틴을 하는 리프터는 다음 운동을 위해 근육이 활력적이어야 하지만, 신체 부위 구분을 따르는 리프터는 대개 특정 신체 부위를 주 당 한두 번만 단련시키기 때문에 보통 회복할 시간이 더 많다.

강도

운동 강도(intensity)는 대개 들어 올리는 웨이트의 부하를 말한다. 이는 바벨 및 덤벨 부하를 사용하는 저항 훈련에 보다 적용 가능하지만, 보디웨이트 트레이닝에도 적용된다. 강도는 부하의 강도를 말할 수 있고 일부 운동은 다른 운동보다 더 큰 부하를 수반한다. 예를 들어 푸시업은 자기 체중의 100%가 아니라 68% 정도만 수반하는데, 지지 점이 여러 곳이고 몸이 동작의 꼭대기에서 각도를 이루기 때문이다. 푸시업에서 양발을 올려놓으면 체중이 비율이 증가하며, 한팔 푸시업은 하면 어깨관절에 가해지는 부하가 현저히 증가한다. 이렇듯 더 어려운 운동으로 진행하면 관절 부하란 면에서 운동 강도가 증가한다.

집중도

강도에 비해 집중도(intensiveness)는 때로 노력의 강도를 말한다. 많은 사람이 '강도' 와 '집중도'를 서로 바꿔 쓸 수 있는 용어라고 생각하지만, 강도는 사용하는 부하를 말하고 집중도는 투입하는 노력을 말한다. 집중도는 단지 세션에서 얼마나 강하게 자신을 밀어붙이냐이다. 어떤 날에는 몸 상태가 아주 좋아 95%로 밀어붙일 것이다. 반면 다른 날에는 70%로 노력할 것이다. 너무 오래, 너무 강하게 밀어붙일 경우에는 도를 넘어 헛수고가 될 것이며, 좀 더 나쁘게 말하면 과다 훈련이란 격랑의 바다에 휘말릴 수도 있다. 몸에는 물러나라고 말해주는 자연스런 방식이 있으며, 생체피드백에 귀를 기울이고 그 신호에 주목하는 것이 중요하다.

밀도

조밀한 물질들은 서로 가까이 채워져 있는 반면, 성긴 물질들은 그렇지 않다. 비슷하게 조밀한 운동들은 활동으로 채워져 있다. 훈련 밀도(density)는 일반적으로 세션 당 하는 훈련의 양을 말한다. 60분 운동을 하면서 세트 사이사이 5분을 쉬고 결국 8세트만 수행할 경우에는 운동이 그리 조밀하지 않다. 반면 60분에 25세트를 수행할 경우에는 세션이 매우 조밀하다. 근력 훈련은 유산소 운동을 흉내 내서는 안 되기 때문에 최적의 균형이 존재한다. 강하게 밀어붙인 다음 세트 사이에 휴식하되, 너무 오래 휴식해서는 안 된다.

불가리아 스플릿 스쿼트와 친업처럼 더 어려운 운동에서는 세트 사이에 더 많이 휴식해야 하는 반면, 크런치와 버드 독(181페이지)처럼 보다 간단한 운동은 많은 휴식을 요하지 않는다. 대항근 세트 운동은 훈련 밀도를 증가시키는 하나의 방법이나, 밀도에 너무 신경을 써서는 안 된다. 서킷운동으로 훈련을 하지만 시간이 흘러도 더 강해지지 않는 사람은 훈련이 그리 조밀하지 않음에도 근력을 현저히 증가시키는 사람만큼 향상을 이루지 못한다. 운동하는 일부 사람은 세트 사이에 휴식이 필요 없지만, 다른 일부는 휴식을 요한다. 대부분의 경우에 세트 사이에 30~90초 휴식을 목표로 한다.

템포

보디웨이트 트레이닝은 템포 변경에 적합하기 때문에, 템포는 변화시키기 흥미로운 변수이다. 템포는 대개 3개의 숫자로 나타낸다. 첫째 숫자는 동작의 단축성(근육의 수축 시 그 길이가 감소하는) 부분, 둘째 숫자는 등척성(고정) 부분, 그리고 셋째 숫자는 신장성(근육의 수축 시 그 길이가 증가하는) 부분을 말한다. 그래서 1-0-3 템포인 경우에 운동하는 사람은 각각의 반복에서 체중을 1초로 들어 올린 다음 몸을 3초에 걸쳐 내려야 한다. 2-3-5 템포인 경우에는 각각의 반복에서 단축성 부분을 2초, 꼭대기의 등척성 멈춤을 3초, 그리고 신장성 부분을 5초로 수행해야 한다.

등고정(isohold, 등척성 고정)에서는 동작을 한동안 정적 자세로 유지해야 한다. 당신은 푸시업의 바닥 자세 혹은 정적 런지를 유지하여 그러한 자세에서 가동성과 안정성을 기를 수 있다. 또한 친업 혹은 한다리로 엉덩이 밀기의 꼭대기 자세를 유지하여 그러한 자세에서 근력과 안정성을 기를 수 있다.

멈춤 반복에서는 운동의 특정 자세, 예를 들어 푸시업이나 불가리아 스플릿 스쿼트의 바닥 또는 거꾸로 로우나 엉덩이 밀기의 꼭대기에서 잠시(대개 1~5초) 멈춰야 한다.

내리기 강조 반복은 몸을 천천히 그리고 서서히 신장성으로 내려 수행한다. 예를 들어 친업 또는 딥 운동에서 10초를 세면서 몸을 내릴 수 있다.

폭발적 반복은 목표에 따라 다양할 수 있지만 최대의 가속으로 수행해야 한다. 예를 들어 푸시업에서 흉근을 단련시키고 싶다면, 급속히 내리고 신속히 동작을 반전시켜야 한다. 삼두근 파워에 집중하고 싶다면, 플라이오메트릭 푸시업을 수행하고 지면에서 폭발적으로 오른 다음 동작의 상부 운동범위에서 몸을 받친다.

부분 운동범위 반복은 때때로 성공적으로 수행하여 신선한 훈련 자극을 제공할 수 있다. 완전 운동범위 반복이 근력과 근육 증대를 위해 더 낫지만 때로 부분 운동범위 반복을 수행하는 것이 현명하다. 예를 들어 푸시업 또는 딥에서는 흉근을 표적으로 하기 위한 전략으로 하부 운동범위에 집중하고 천천히 오르지 않도록 할 수 있다. 또는 완전 운동범위 반복을 가능한 한 많이 수행한 다음 부분 운동범위 반복으로 전환하여 세트를 지속하고 세트의 집중도를 증가시킬 수도 있다.

템포를 변화시키고 독특한 반복 전략을 사용해 보디웨이트 트레이닝에서 다양성을 제공한다.

주기화

주기화(periodization)란 주제에 대해서는 대부분의 운동 관련 책에서 빠짐없이 다루고 있으므로, 간략히 설명하겠다. 주기화란 간단히 말해 시간에 따라 운동에 변화를 주는 것을 말한다. 목적도 없이 당당하게 헬스클럽에 걸어 들어와 그저 빈둥거리는 사람들보다는 목표와 계획을 가지고 있는 리프터들이 훨씬 더 나은 결과를 얻는다.

여러분은 운동을 다양한 방법으로 주기화할 수 있다. 예를 들어 운동을 한 달은 고반복, 다음 달은 중간 반복, 그리고 그 다음 달은 저반복으로 수행한다. 또는 한 달은 등고정 운동을 포함시키고, 다음 달은 일부 운동의 내리기 부분을 강조하며, 그 다음 달은 플라이오메트릭 운동을 포함시킬 수도 있다. 아니면 2주 동안은 중심부 근력, 다음 2주 동안은 상체 근력, 그리고 그 다음 2주 동안은 하체 근력에 집중할 수도 있다. 이러한 방법들은 일부 주기화 전략에 불과하다.

간단히 시간이 흐르면서 더 어려운 응용운동으로 진행하는 것도 주기화의 한 방법이다. 코치들은 때로 자신의 운동선수들을 위해 1년 단위의 훈련계획을 짜지만, 운동하는 대부분의 사람에게 이는 불필요하다. 왜냐하면 기본 계획을 가지고 단순히 느낌에 따라 훈련해도 훌륭한 결과를 성취할 수 있기 때문이다. 가장 중요한 점은 운동에서 더 좋은 자세를 사용하고, 더 많은 반복을 수행하면서, 강도, 집중도와 밀도를 증가시켜 진행하는 것이다.

지금부터는 루틴의 예를 제시함으로써 이 모두를 통합하는 방법을 알려주겠다.

프로그램의 구성

성공적인 루틴을 구성하는 방법은 무수히 많으며, 모든 사람에게 최선인 단 하나의 프로그램은 없다. 한 사람에게 효과적인 것이 다른 사람에게는 효과적이지 않을 수도 있으며, 당신에게 이번 달에 효과적인 것이 지금부터 6개월 후에는 효과적이지 않을 수도 있다. 그렇기는 해도 일부 프로그램은 다른 일부보다 훨씬 더 좋다. 이제 당신은 프로그램의 구성에 관한 충분한 정보를 갖추게 됐다. 기초지식을 배웠고 상당히 유리한 입장에 있다. 당신이 초보자라면, 내가 제시한 루틴의 하나를 따르도록 한다. 그러나 진전을 이루게 되면 이들 프로그램을 조정하여 당신의 기호와 생리적인 면에 보다 잘 맞추도록 한다.

보디웨이트 운동에서는 반복 범위를 추천하기가 어려운데, 그 범위가 개개인의 체력관리 수준에 따라 다양하기 때문이다. 예를 들어 푸시업 운동에서 15회 반복의 3세트는 많은 사람에게 너무 어렵고 일부에게는 너무 쉬울 것이다. 이러한 이유로 나는 운동 옆에 세트 수만 포함시킨다.

프로그램들은 견본 스타일로 작성해 당신이 구성이 잘된 운동의 양식을 배우고 현재의 체력 수준에 따라 운동을 대체할 수 있도록 했다. A1과 A2, B1과 B2 등으로 지정한 운동 범주는 슈퍼세트(superset)를 나타낸다. 슈퍼세트는 서로 대항하는 근육들의 한쪽 근육을 위한 운동을 한 다음 휴식 없이 반대쪽 근육을 위한 운동을 세트로 하는 방식을 말한다. 1번 운동을 1세트 수행한 다음 바로 2번 운동을 1세트 수행하고, 1분 휴식한 다음 1번 운동으로 되돌아가는 등으로 운동을 계속해 규정된 세트 수를 완료하도록 한다.

나는 전신 루틴, 하체-상체 구분 루틴, 밀기-당기기 루틴 및 신체 부위 구분 루틴의 예를 포함시켰다.

전신 루틴

표 11-2의 루틴을 주 당 2~5회 수행한다. 주 내내 동작을 다양화한다. 이러한 루틴은 내가 보디웨이트 운동을 따르는 사람들에게 권장하는 훈련 스타일이다. 이 루틴에는 슈퍼세트가 포함되어 있으며, 운동의 끝에 있는 표적화 운동은 특정 근육을 표적으로 하는 기회를 제공하되 너무 많은 운동량으로 과다 운동이 되지 않도록 해야 한다.

표 11-2. 전신 루틴의 예

	운동 유형	운동 예	세트 수
A1	무릎 위주	박스 스쿼트(Box Squat, 초급) 또는 피스톨 스쿼트(Pistol Squat, 상급)	3
A2	상체 당기기	변형 거꾸로 로우(Modified Inverted Row, 중급) 또는 좌우로 풀업(Side-to-Side Pull-Up, 상급)	3
B1	엉덩이 위주	한다리 루마니아 데드리프트(Single-Leg Romanian Deadlift, 초급) 또는 한다리로 엉덩이 밀기(Single-Leg Hip Thrust, 중급)	3
B2	상체 밀기	몸통 올려 푸시업(Torso-Elevated Push-Up, 초급) 또는 한팔 푸시업(One-Arm Push-Up, 상급)	3
C1	선형 중심부 운동	크런치(Crunch, 초급) 또는 매달려 무릎 구부리며 다리 올리기(Hanging Leg Raise With Bent Knees, 중급)	1
C2	측면/회전 중심부 운동	측면 크런치(Side Crunch, 초급) 또는 측면 플랭크(Side Plank, 중급)	1
D1	표적화 운동	후삼각근으로 몸 올리기(Rear Deltoid Raise, 중급) 또는 슬라이딩 플라이(Sliding Fly, 상급)	1
D2	표적화 운동	몸 올려 종아리 올리기(Elevated Calf Raise, 초급) 또는 견갑골 으쓱하기(Scapular Shrug, 중상급)	1

하체-상체 구분 루틴

매주 하체 세션과 상체 세션을 각각 2번씩 수행한다. 표 11-3의 모든 운동을 스트레이트 세트(straight-set) 방식, 즉 특정 운동의 각 세트를 연속적으로 수행한 후 다음 운동으로 넘어가는 방식으로 수행한다.

표 11-3. 하체-상체 구분 루틴의 예

	운동 유형	운동 예	세트 수
		1일째와 3일째: 하체	
1	대퇴사두근	풀 스쿼트(Full Squat, 초급) 또는 불가리아 스플릿 스쿼트(Bulgarian Split Squat, 중급)	3
2	햄스트링	리버스 하이퍼(Reverse Hyper, 초급) 또는 손 안 대고 러시아 레그 컬(No-Hands Russian Leg Curl, 상급)	3
3	둔근	둔근 교각(Glute Bridge, 초급) 또는 어깨 올려 엉덩이 밀고 행진(Shoulder-Elevated Hip Thrust March, 중급)	3
4	복근 슈퍼세트*	다리 구부려 싯업(Bent-Leg Sit-Up, 초급)과 측면 플랭크(Side Plank, 중급) 또는 무릎 꿇어 몸통 앞으로 밀어내기(Sliding Rollout From Knees, 중상급)와 윈드실드 와이퍼(Windshield Wiper, 상급)	2
		2일째와 4일째: 상체	
1	흉근	몸통 올려 푸시업(Torso-Elevated Push-Up, 초급) 또는 박수치며 푸시업(Clapping Push-Up, 중상급)	3
2	등	타월 페이스 풀(Towel Face Pull, 초급) 또는 좌우로 미끄러지는 풀업(Sliding Side-to-Side Pull-Up, 상급)	3
3	어깨	푸시백(Push-Back, 중급) 또는 양발 올려 파이크 푸시업(Feet-Elevated Pike Push-Up, 중상급)	2
4	팔 슈퍼세트*	무릎 구부려 거꾸로 컬(Short-Lever Inverted Curl, 중급)과 무릎 대고 삼두근 신전(Short-Lever Triceps Extension, 중급) 또는 이두근 친업(Biceps Chin-Up, 중상급)과 다이아몬드 삼두근 푸시업(Diamond Triceps Push-Up, 중상급)	2

*슈퍼세트(superset): 서로 대항하는 근육들의 한쪽 근육을 위한 운동을 한 다음 바로 반대쪽 근육을 위한 운동을 세트로 하는 방식.

밀기–당기기 루틴

매주 밀기 세션과 당기기 세션을 각각 2번씩 수행한다. 표 11-4를 참조한다.

표 11-4. 밀기–당기기 루틴의 예

	운동 유형	운동 예	세트 수
1일째와 3일째: 밀기			
A1	대퇴사두근	스모 스쿼트(Sumo Squat, 초급) 또는 높은 계단 오르기(High Step-Up, 중급)	3
A2	상체 밀기	몸 올려 무릎 대고 푸시업(Short-Lever Elevated Push-Up, 중급) 또는 벽에 대고 물구나무 푸시업(Wall Handstand Push-Up, 상급)	3
B1	둔근	둔근 교각(Glute Bridge, 초급) 또는 한다리로 엉덩이 밀기(Single-Leg Hip Thrust, 중급)	3
B2	삼두근	무릎 대고 삼두근 푸시업(Short-Lever Triceps Push-Up, 중급) 또는 삼점 접촉 벤치 딥(Three-Point Bench Dip, 중급)	2
C	복근	누워 편 다리 올리기(Lying Straight-Leg Raise, 중급) 또는 부양 L자 앉기(L-Sit, 상급)	2
2일째와 4일째: 당기기			
A1	햄스트링	파트너 보조 등 신전(Partner-Assisted Back Extension, 초급) 또는 슬라이딩 레그 컬(Sliding Leg Curl, 중상급)	3
A2	상체 당기기	변형 거꾸로 로우(Modified Inverted Row, 중급) 또는 좌우로 미끄러지는 거꾸로 로우(Sliding Side-to-Side Inverted Row, 상급)	3
B1	등 또는 햄스트링을 위한 추가 당기기 운동	루마니아 데드리프트에서 팔 뻗고 무릎 올리기(Reaching Romanian Deadlift With Knee Raise, 중급) 또는 한팔 거꾸로 로우(One-Arm Inverted Row, 상급)	3
B2	이두근	무릎 구부려 거꾸로 컬(Short-Lever Inverted Curl, 중급) 또는 무릎 펴 거꾸로 컬(Long-Lever Inverted Curl, 중상급)	2
C	복근	자전거(Bicycle, 초급) 또는 드래곤 플래그(Dragon Flag, 상급)	2

신체 부위 구분 루틴

3~5일에 걸쳐 전신을 훈련시키도록 세션들을 구분한다. 표 11-5를 참조한다.

표 11-5. 신체 부위 구분 루틴의 예

	운동 유형	운동 예	세트 수
		1일째: 대퇴사두근, 둔근, 복근	
1	대퇴사두근	거꾸로 런지(Reverse Lunge, 중급) 또는 스케이터 스쿼트(Skater Squat, 중상급)	3
2	상체 밀기	벽에 대고 등고정 스쿼트(Wall Squat Isohold, 초급) 또는 계단 오르기와 거꾸로 런지 혼합(Step-Up and Reverse Lunge Hybrid, 중급)	3
3	둔근	옆으로 누워 조개 운동(Side-Lying Clam, 초급) 또는 옆으로 누워 엉덩이 올리기(Side-Lying Hip Raise, 중상급)	3
4	삼두근	역 크런치(Reverse Crunch, 초급) 또는 교대 이점 접촉 플랭크 (Rotating Two-Point Plank, 중상급)	2
5	복근	측면 플랭크(Side Plank, 중급) 또는 파트너 보조 복사근으로 몸통 올리기(Partner-Assisted Oblique Raise, 중상급)	2
		2일째: 흉근, 어깨, 삼두근	
1	흉근	몸통 올려 푸시업(Torso-Elevated Push-Up, 초급) 또는 몸 올려 푸시업(Elevated Push-Up, 중상급)	3
2	흉근	무릎 대고 푸시업(Short-Lever Push-Up, 중급) 또는 슬라이딩 플라이 (Sliding Fly, 상급)	3
3	어깨	양발 올려 파이크 푸시업(Feet-Elevated Pike Push-Up, 중상급) 또는 벽에 대고 물구나무 푸시업(Wall Handstand Push-Up, 상급)	3
4	어깨	푸시백(Push-Back, 중급) 또는 후삼각근으로 몸 올리기 (Rear Deltoid Raise, 중급)	2
5	삼두근	삼두근 신전(Triceps Extension, 중상급) 또는 양팔 좁혀 삼두근 푸시업(Narrow Triceps Push-Up, 중상급)	2
		3일째: 햄스트링, 둔근, 종아리	
1	햄스트링	리버스 하이퍼(Reverse Hyper, 초급) 또는 손 안 대고 러시아 레그 컬 (No-Hands Russian Leg Curl, 상급)	3
2	햄스트링	루마니아 데드리프트에서 팔 뻗고 무릎 올리기(Reaching Romanian Deadlift With Knee Raise, 중급) 또는 한다리 등 신전(Single-Leg Back Extension, 중급)	3
3	둔근	다리 구부려 당나귀 킥(Bent-Leg Donkey Kick, 초급) 또는 어깨와 양발 올려 한다리로 엉덩이 밀기 (Single-Leg Shoulder-and-Feet-Elevated Hip Thrust, 상급)	3
4	종아리	몸 올려 종아리 올리기(Elevated Calf Raise, 초급) 또는 몸 올려 한다리 종아리 올리기(Single-Leg Elevated Calf Raise, 초급)	2
5	종아리	스쿼트 종아리 올리기(Squat Calf Raise, 초급) 또는 한다리 발목 도약(Single-Leg Ankle Hop, 중급)	2

	운동 유형	운동 예	세트 수
4일째: 등, 목, 이두근			
1	등	타월 풀업(Towel Pull-Up, 중상급) 또는 좌우로 미끄러지는 풀업(Sliding Side-to-Side Pull-Up, 상급)	3
2	등	변형 거꾸로 로우(Modified Inverted Row, 중급) 또는 좌우로 미끄러지는 거꾸로 로우(Sliding Side-to-Side Inverted Row, 상급)	3
3	등	타월 페이스 풀(Towel Face Pull, 초급) 또는 견갑골 으쓱하기(Scapular Shrug, 중상급)	3
4	목	손으로 목 등고정(Manual Neck Isohold, 초급) 또는 벽에 대고 목 후방 등고정(Wall Posterior Neck Isohold, 중급)	2
5	이두근	무릎 구부려 거꾸로 컬(Short-Lever Inverted Curl, 중급) 또는 무릎 펴 거꾸로 컬(Long-Lever Inverted Curl, 중상급)	2

지방 소실을 위한 훈련

이전 장에서 나는 지방 소실 훈련으로 HIIT와 MRT를 소개했다. 이들 훈련방법은 지방 소실의 가속화에 도움이 될 수 있다. 그러나 열심히 훈련하면 더 배고파진다는 점을 기억해야 한다. 대부분의 사람들은 열심히 훈련하지만 칼로리 결핍을 이루지 못하기 때문에 지방 소실을 위한 훈련에 실패한다. 체중을 감량하기를 원하면 소모하는 칼로리보다 섭취하는 칼로리가 더 적어야 한다. 근력 훈련, HIIT와 MRT를 하면 칼로리가 더 많이 연소되고 체중이 감량되지만, 다만 (특히 야밤에) 냉장고로 달려가고 싶은 유혹을 뿌리칠 경우에만 해당된다. 체중이 감량되면서 배고파지는 현상은 몸과 혈당을 낮추는 호르몬이 목표를 성취하지 못하도록 방해하기 때문인 것으로 보인다.

여러분은 허기와 과도한 심장 운동이 아니라 다이어트, 근력 훈련과 HIIT 또는 MRT 훈련의 현명한 결합을 통해 최적의 체형을 이룰 수 있다. 경험으로 보면 다음과 같은 지침을 따라야 한다.

- 적절한 양의 칼로리를 섭취한다. 많은 사람들이 매일 섭취하는 칼로리의 양을 과소평가한다. 인터넷을 검색하면 칼로리를 추산한 좋은 정보를 쉽게 찾을 수 있다.
- 탄수화물, 단백질과 건강에 좋은 지방을 이상적인 비율로 섭취한다. 많은 사람이 탄수화물을 너무 많이 섭취하고 단백질과 건강에 좋은 지방은 충분히 섭취하지 못한다.
- 근력 훈련을 우선시한다. 이러한 훈련을 하면 근육조직을 확장하거나 유지하면서 체중 감량을 위해 더 많은 지방을 연소시킬 수 있다. 마른 비만(skinny-fat, 체중은 정상이지만 여전히 여분의 지방을 보유하고 근육이 너무 적은 상태)인 섬뜩한 모습을 피하는 대신 세지고 강한 상태를 유지한다. 근력 훈련 세션을 주 당 3~5번 수행한다.
- 짧은 HIIT 또는 MRT 세션을 추가해 주 당 몇 번 수행하되, 이들 운동 때문에 너무

쑤셔서 근력 훈련 세션의 질이 저하되지 않도록 한다.

당신은 HIIT 운동을 육상경기장, 물속, 러닝머신, 자전거, 로우 머신, 일립티컬 또는 스테어 스테퍼, 혹은 기타 장소에서 수행할 수 있다. HIIT 및 MRT 세션의 예를 제시하면 다음과 같다.

HIIT 세션의 예

HIIT 훈련계획 1: 10초간 전력 질주하고 50초간 걷는 운동을 10회 수행한다. 총 운동시간은 10분이다.

HIIT 훈련계획 2: 30초간 전력 질주하고 90초간 걷는 운동을 8회 수행한다. 총 운동시간은 16분이다.

HIIT 훈련계획 3: 60초간 전력 질주하고 240초간 걷는 운동을 4회 수행한다. 총 운동시간은 20분이다.

MRT 세션의 예

MRT 훈련계획 1: 스쿼트와 같은 무릎 위주 하체 운동 그리고 푸시업과 같은 상체 밀기 운동을 선택한다. 한 운동을 60초간 하고, 즉시 다음 운동을 60초간 한 다음, 60초간 휴식한다. 3회 반복한다. 이제 어깨 올려 엉덩이 밀기와 같은 엉덩이 위주 하체 운동 그리고 거꾸로 로우와 같은 상체 당기기 운동을 선택한다. 한 운동을 60초간 하고, 즉시 다음 운동을 60초간 한 다음, 60초간 휴식한다. 3회 반복한다. 총 운동시간은 18분이다.

MRT 훈련계획 2: 제10장에서 3가지 전신 운동을 선택한다. 선택하는 운동들이 예를 들어 버피, 산악 등반가와 곰처럼 기어가기 같이 서로 현저히 다르도록 한다. 한 운동을 30초간 하고 15초간 휴식하며, 둘째 운동을 30초간 하고 15초간 휴식한 다음, 셋째 운동을 30초간 하고 15초간 휴식한다. 3회 반복한다. 총 운동시간은 6분 45초이다.

MRT 훈련계획 3: 점프 풀 스쿼트 또는 거꾸로 런지와 같은 하체 복합운동, 파이크 푸시업 또는 친업과 같은 상체 복합운동, 그리고 엉덩이 신전 푸시업 또는 타월 로우 등고정에서 둔근 행진과 같은 전신 운동을 선택한다. 한 운동을 30초간 하고 15초간 휴식하며, 둘째 운동을 30초간 하고 15초간 휴식한 다음, 셋째 운동을 30초간 하고 15초간 휴식한다. 3회 반복한다. 총 운동시간은 6분 45초이다.

앞서 설명하였듯이 효과적인 HIIT 또는 MRT 세션을 만드는 방법은 많으므로, 훈련시간, 휴식시간과 총 시간을 변화시켜도 무방하다.

근육 이름

- 주요 근육 이름을 영어, 한자어, 한글명으로 정리하였습니다.

A

Adductor brevis	단내전근	짧은모음근
Adductor longus	장내전근	긴모음근
Adductor magnus	대내전근	큰모음근
Anterior deltoid	전삼각근	앞어깨세모근

B

Biceps brachii	상완이두근	위팔두갈래근
Biceps brachii(long head)	상완이두근(장두)	위팔두갈래근(긴갈래)
Biceps brachii(short head)	상완이두근(단두)	위팔두갈래근(짧은갈래)
Biceps femoris	대퇴이두근	넙다리두갈래근
Brachialis	상완근	위팔근
Brachioradialis	상완요골근	위팔노근

C

| Coccygeus | 미골근 | 꼬리근 |

D

| Deltoid | 삼각근 | 어깨세모근 |

E

Erector spinae	척추기립근(척주기립근)	척추세움근
Extensor digitorum longus	장지신근	긴발가락폄근
Extensor hallucis longus	장무지신근	긴엄지폄근
External oblique	외복사근	배바깥빗근

F

Flexor carpi ulnaris	척측수근굴근	자쪽손목굽힘근
Flexor digitorum longus	장지굴근	긴발가락굽힘근
Flexor hallucis longus	장무지굴근	긴엄지굽힘근

G

Gastrocnemius	비복근	장딴지근
Gemellus inferior	하쌍자근	아래쌍동이근
Gemellus superior	상쌍자근	위쌍동이근
Gluteus maximus	대둔근	큰볼기근
Gluteus medius	중둔근	중간볼기근
Gluteus minimus	소둔근	작은볼기근
Gracilis	박근	두덩정강근

H

Hamstrings	햄스트링(슬굴곡근)	뒤넙다리근

I

Iliacus	장골근	엉덩근
Iliococcygeus	장미골근	엉덩꼬리근
Iliocostalis	장늑근	엉덩갈비근
Iliopsoas	장요근	엉덩허리근
Infraspinatus	극하근	가시아래근
Internal oblique	내복사근	배속빗근

L

Lateral deltoid	중삼각근	중간어깨세모근
Latissimus dorsi	광배근	넓은등근
Levator ani muscle	항문거근	항문올림근
Levator scapulae	견갑거근	어깨올림근
Longissimus	최장근	가장긴근

M

Middle trapezius	중승모근	중간등세모근
Multifidus	다열근	뭇갈래근

O

Obturator internus	내폐쇄근	속폐쇄근

P

Pectineus	치골근	두덩근
Pectoralis major	대흉근	큰가슴근
Pectoralis minor	소흉근	작은가슴근
Peroneus brevis	단비골근	짧은종아리근
Peroneus longus	장비골근	긴종아리근
Piriformis	이상근	궁둥구멍근
Posterior deltoid	후삼각근	뒤어깨세모근
Psoas major	대요근	큰허리근
Psoas minor	소요근	작은허리근
Pubococcygeus	치골미골근	두덩꼬리근
Puborectalis	치골직장근	두덩곧창자근

Q

Quadratus femoris	대퇴방형근	넙다리네모근
Quadratus lumborum	요방형근	허리네모근
Quadriceps	대퇴사두근(사두근)	네갈래근

R

Rectus abdominis	복직근	배곧은근
Rectus femoris	대퇴직근	넙다리곧은근
Rhomboid major	대능형근	큰마름모근
Rhomboid minor	소능형근	작은마름모근
Rhomboids	능형근	마름모근

S

Sartorius	봉공근	넙다리빗근
Scalenes	사각근	목갈비근
Semimembranosus	반막양근(반막상근)	반막모양근
Semispinalis	반극형근	반가시근
Semitendinosus	반건양근(반건상근)	반힘줄모양근
Serratus anterior	전거근	앞톱니근
Soleus		가자미근(넙치근)
Spinalis	극근	가시근
Splenius capitis	두판상근	머리널판근
Sternocleidomastoid	흉쇄유돌근	목빗근
Subscapularis	견갑하근	어깨밑근
Supraspinatus	극상근	가시위근

T

Tensor fasciae latae	대퇴근막장근	넙다리근막긴장근
Teres major	대원근	큰원근
Teres minor	소원근	작은원근
Tibialis anterior	전경골근	앞정강근
Tibialis posterior	후경골근	뒤정강근
Transversus abdominis	복횡근	배가로근
Trapezius	승모근	등세모근
Triceps brachii	상완삼두근	위팔세갈래근
Triceps brachii(lateral head)	상완삼두근(외측두)	위팔세갈래근(가쪽갈래)
Triceps brachii(long head)	상완삼두근(장두)	위팔세갈래근(긴갈래)
Triceps brachii(medial head)	상완삼두근(내측두)	위팔세갈래근(안쪽갈래)

V

Vastus intermedius	중간광근	중간넓은근
Vastus lateralis	외측광근	가쪽넓은근
Vastus medialis	내측광근	안쪽넓은근

모든 운동은 신체를 아는 것으로부터!!

내 손 안 최고의 운동 코치–해부학적으로 쉽게 배우는 운동 시리즈

요가, 필라테스, 스트레칭, 보디빌딩, 보디웨이트 트레이닝, 골프, 러닝, 수영, 무술, 축구, 댄스, 사이클링 아나토미

요가 아나토미 개정판
해부학적으로 쉽게 배우는 요가

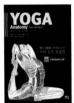

요가 아나토미는 완전히 새로운 관점에서 각각의 요가 동작을 보여준다. 즉, 정확한 요가 자세 뿐만 아니라 요가 동작을 할 때 호흡의 흐름과 근육, 관절 움직임의 해부구조를 엑스레이 필름을 보듯이 투영해서 볼 수 있도록 정리한 요가 교재이다.

저자: 레슬리 카미노프 · 에이미 매튜스
역자: 한유창 이종하 오재근
가격: 24,000원

▶ 원정혜 박사 추천도서

필라테스 아나토미 개정판
해부학적으로 쉽게 배우는 필라테스

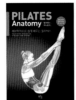

상세한 설명과 단계적인 지침, 그리고 명쾌한 해부 그림을 통해 필라테스 운동과 프로그램의 내부를 들여다보게 한다.

저자: 라엘 아이자코비츠 · 캐런 클리핑어
역자: 이지혜 오재근 최세환 한유창
가격: 25,000원

스트레칭 아나토미 3판 개정
해부학적으로 쉽게 배우는 스트레칭

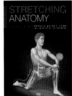

『스트레칭 아나토미』는 여러 분야의 전공에 도움이 되는 책이다. 의학, 간호학, 체육, 물리치료, 스포츠마사지, 에어로빅, 무용, 육상, 구기운동, 보디빌딩 등 자신의 전공에 맞게 이 책을 응용할 수 있다.

저자: 아놀드 G. 넬슨 · 주코 코코넨
역자: 오재근 이종하 한유창
가격: 23,000원

보디빌딩 아나토미 개정판
신체 기능학적으로 배우는 웨이트트레이닝

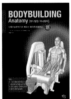

보디빌딩 아나토미는 스포츠 지도자는 물론이고 사회체육을 전공하는 대학생, 보디빌더, 보디피트니스 선수, 퍼스널 트레이너, 그리고 야구, 축구 등 각 종목 체력 담당 트레이너 및 1 · 2급 생활스포츠지도사 및 전문스포츠지도사 자격을 취득하기 위해 준비하는 수험생들의 필독서이다.

저자: 닉 에반스
역자: 창용찬
가격: 25,000원

골프 아나토미 개정판
신체 기능학적으로 배우는 골프

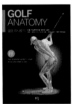

비거리 향상과 정확한 샷 게임 능력 향상, 그리고 부상 없이 골프를 즐기는 것, 이는 모든 골퍼들의 바람일 것이다. 『골프 아나토미』는 이러한 골퍼들의 바람을 충족시켜 줄 수 있는 몸을 만드는 데 큰 도움이 되는 책이다.

저자: 크레이그 데이비스 · 빈스 디사이아
역자: 박영민 오재근 이종하 한유창
가격: 28,000원

보디웨이트 트레이닝 아나토미
신체 기능학적으로 배우는 보디웨이트 트레이닝

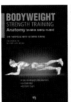

보디웨이트 트레이닝의 과학과 운동방법을 배울 수 있는 특별한 책으로, 언제 어디서나 할 수 있는 가장 효과적인 보디웨이트 운동 156가지가 컬러 해부 그림, 단계적인 운동 설명 및 상세한 운동 지침을 통해 소개되어 있다.

저자: 브레트 콘트레이레즈
역자: 정태석 홍정기 오재근 권만근
가격: 22,000원

러닝 아나토미
신체 해부학적으로 쉽게 배우는 러닝

마라톤, 중 · 단거리 달리기에 적합한 근력, 스피드, 지구력을 길러주고 부상도 방지할 수 있게 해주는 신체 해부학적 운동 가이드다.

저자: 조 풀리오 · 패트릭 밀로이
역자: 최세환 원장원 장지훈 이규훈 장경태 오재근
가격: 21,000원

▶ 마라토너 이봉주 추천도서

수영 아나토미
신체 기능학적으로 쉽게 배우는 수영

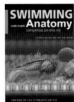

수영에 적합한 근력, 스피드, 지구력을 길러주는 운동과 4가지 영법에서의 근골격계 역할을 그림으로 보여준다.

저자: 이안 맥클라우드
역자: 오재근 육현철 이종하 최세환 한규조
가격: 19,000원

▶ 최일욱, 지상준, 김진숙 감독 추천도서

무술 아나토미
신체 해부학적으로 배우는 무술

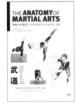

태권도 용무도 합기도 유도 검도 쿵푸 무에타이 등 무술 수련자를 위한 최고의 훈련 지침서로 차기 메치기 넘기기 등에 사용되는 근육에 대한 해부학적 운동 가이드이다.

저자: 노먼 링크 · 릴리 쵸우
역자: 오재근 조현철 김형돈 이재봉 최세환
가격: 19,000원

축구 아나토미 개정판
신체 기능학적으로 쉽게 배우는 축구

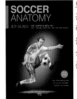

보다 정확한 패스와 강력한 슛을 위한 근력과 스피드, 민첩성을 길러 경기력을 향상시키는 방법을 알려준다.

저자: 도널드 T. 커켄달 · 애덤 L. 세이어스
역자: 이용수 오재근 천성용 정태석
가격: 27,000원

▶ 축구 대표팀 감독 홍명보, 대한축구협회장 정몽규 추천도서

댄스 아나토미
해부학적으로 쉽게 배우는 댄스

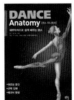

무용을 배우는 학생 뿐만 아니라 무용교사, 안무가, 댄서를 치료하는 의료인에게 매우 유용한 책이다.

저자: 재키 그린 하스
역자: 제임스 전 오재근 김현남 이종하 장지훈 황향희
가격: 21,000원

▶ (사)서울발레시어터 단장 김인희 추천도서

사이클링 아나토미 개정판
신체 기능학적으로 배우는 자전거 라이딩

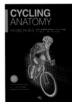

사이클링에서 파워를 최대화하고 부상을 최소화하며, 운동 수행능력을 최고로 향상시킬 수 있는 89가지의 가장 효과적인 운동법이 담겨 있다.

저자: 섀넌 소븐덜
역자: 이종하 오재근 한유창
가격: 27,000원